# 中医康复
## 特色疗法与护理技术

王晓玲 主编

中山大学出版社
·广州·

**版权所有　翻印必究**

图书在版编目(CIP)数据

中医康复特色疗法与护理技术/王晓玲主编. —广州：中山大学出版社,2024.11
ISBN 978-7-306-07637-3

Ⅰ.①中… Ⅱ.①王… Ⅲ.①中医学—康复医学　②中医学—护理学 Ⅳ.①R247.9　②R248

中国版本图书馆 CIP 数据核字(2022)第 198012 号

ZHONGYI KANGFU TESE LIAOFA YU HULI JISHU

| 出 版 人：王天琪
| 策划编辑：鲁佳慧
| 责任编辑：鲁佳慧
| 封面设计：曾　斌
| 责任校对：丘彩霞
| 责任技编：靳晓虹
| 出版发行：中山大学出版社
| 电　　话：编辑部 020-84111996,84113349,84111997,84110779
|　　　　　 发行部 020-84111998,84111981,84111160
| 地　　址：广州市新港西路 135 号
| 邮　　编：510275　　　　　传　真：020-84036565
| 网　　址：http://www.zsup.com.cn　　E-mail：zdcbs@mail.sysu.edu.cn
| 印 刷 者：佛山市浩文彩色印刷有限公司
| 规　　格：787mm×1092mm　1/16　11.75 印张　265 千字
| 版次印次：2024 年 11 月第 1 版　2024 年 11 月第 1 次印刷
| 定　　价：68.00 元

如发现本书因印装质量影响阅读，请与出版社发行部联系调换

# 本书编委会

**主　　编**：王晓玲

**副 主 编**：陈惠珍　王丽丽　郭思敏

**编　　委**（按姓氏笔画顺序排列）：

　　　　　　王　燕　刘新玲

　　　　　　杨　磊　张玉峰

　　　　　　郭泳芯　郭翠萍

　　　　　　黄丽梅　黄裕金

　　　　　　缪　霖

# 前　　言

本书致力于阐述和探讨中医康复领域内的特色疗法与护理技术，以期在传承中医精髓的同时，为现代康复治疗注入新的活力。

中医康复作为中华民族传统医学的重要组成部分，凭借其独特的理论体系和丰富的实践经验，在全球范围内受到越来越多人的关注和认可。中医康复强调以人为本，注重整体观念和辨证施治，通过调和人体内部环境、增强机体自愈能力，达到治疗疾病、恢复健康的目的。

本书详细介绍了在中医康复领域中应用较多的特色疗法，如灸疗、罐疗、痧疗、耳疗等。这些疗法不仅具有独特的理论基础和操作方法，而且在临床应用中取得了显著的疗效。

在本书编写的过程中，我们力求做到严谨、全面、实用，在深入查阅中医康复领域的最新研究与临床实践成果的基础上，将最新的知识和技术呈现给读者；同时，也充分考虑到读者的阅读需求和习惯，使用通俗易懂的语言，让读者更容易理解和掌握中医康复的特色疗法与护理技术。

衷心希望本书能为广大读者提供参考和借鉴，为推动中医康复事业的发展贡献绵薄之力。同时，也期待与各位读者交流和探讨中医康复领域的最新发展与热点问题，共同推动中医康复事业的繁荣与进步。

最后，感谢所有在本书编写过程中付出努力、做出贡献的专家和学者，以及所有关注和支持中医康复事业的人士。让我们携手共进，为人类的健康事业贡献更多的智慧和力量。

编　者
2024 年 6 月 27 日

# 目 录

## 第一章 灸疗类技术 ............................................................. 1

第一节 悬灸 ............................................................. 1

第二节 热敏灸 ............................................................. 7

第三节 压灸 ............................................................. 14

第四节 灵龟灸 ............................................................. 19

第五节 铺棉灸 ............................................................. 24

第六节 麦粒灸 ............................................................. 29

第七节 隔物灸 ............................................................. 35

第八节 雷火灸 ............................................................. 45

第九节 火龙灸 ............................................................. 53

第十节 药线点灸 ............................................................. 58

## 第二章 罐疗类技术 ............................................................. 63

第一节 拔罐 ............................................................. 63

第二节 推拿罐 ............................................................. 71

第三节 刺络拔罐 ............................................................. 77

第四节 药物罐 ............................................................. 81

第五节 火龙罐 ............................................................. 85

## 第三章 痧疗类技术 ............................................................. 90

第一节 刮痧 ............................................................. 90

## 第四章　耳疗类技术 ································································ 98

　　第一节　耳穴压豆 ································································ 98

　　第二节　耳部铜砭刮痧 ························································ 106

## 第五章　外治类技术 ······························································ 110

　　第一节　穴位注射 ································································ 110

　　第二节　穴位埋线 ································································ 117

　　第三节　腕踝针 ···································································· 131

　　第四节　放血 ······································································· 142

　　第五节　穴位推拿 ································································ 151

　　第六节　穴位贴敷 ································································ 158

　　第七节　中药外敷 ································································ 162

　　第八节　中药热熨 ································································ 165

　　第九节　中药熏洗 ································································ 169

　　第十节　中药外涂 ································································ 174

## 参考文献 ··············································································· 177

# 第一章

# 灸疗类技术

## 第一节 悬灸

### 一、概述

悬灸是将点燃的艾条悬于施灸部位之上的一种灸法。一般火头距皮肤约 3 cm，灸 10~20 分钟，以灸至皮肤温热、出现红晕，而又不致烧伤皮肤为度。悬灸的操作方法分为温和灸、回旋灸和雀啄灸，有疏风解表、温通经络、祛除寒邪、引导血气、回阳固脱、补气固本、行气活血、消肿祛瘀、防病保健、延年益寿之功能。

### 二、沿革

灸疗在中国有悠久的历史。古人在掌握用火方法的同时发现用火灼烧或烘烤可减轻某些病痛和腹部胀痛等症状，因此产生了灸法的雏形。《黄帝内经·素问》"异法方宜论"篇云："北方者，天地所闭藏之域也。其地高陵居，风寒冰冽，其民乐野处而乳食。藏寒生满病，其治宜灸焫。故灸焫者，亦从北方来。"这段记载说明灸疗发源自北方，发源时期则是在人类对火的发现和应用之后。《黄帝内经·灵枢》"官能"篇载："针所不及，灸之所宜。"《黄帝内经·灵枢》"经脉"篇云："陷下则灸之。"这说明灸疗在当时已较为盛行，并得到了广泛的应用。马王堆汉墓出土的医学帛书中有《阴阳十一脉灸经》和《足臂十一脉灸经》两部关于经脉的著作，其中就描述了经脉的循行部位、所主疾病及灸疗所宜等。《孟子》"离娄"篇说："犹七年之疾，求三年之艾，苟为不蓄，终身不得。"这说明春秋战国时期就有蓄艾蒿以备治病之用。

汉代医圣张仲景的《伤寒论》涉及灸疗的内容就有 12 条之多，且重点论述了灸疗的禁忌证和某些疾病的灸治方法，书中有"可火，不可火"的记载，并提出"阳证宜针，阴证宜灸"的见解。晋代医家葛洪的《肘后备急方》中，将灸疗用于急证。他的妻子鲍姑是我国历史上有记载的第一位女灸学家，她好医术、技精湛，尤善于用岭南地区的红脚艾进行灸疗，这也是现在岭南灸法的起源。

唐代灸疗得到了进一步发展，如唐代著名医家孙思邈提出"非灸不精，灸足三里"，并称之为"长寿灸"。宋元时期灸疗有了较大发展，如宋太祖亲自为其弟施灸，并取艾自灸，被后人传为佳话。明代针灸名家辈出，《针灸大全》《针灸聚英》《针灸大成》等一批针灸名著相继问世，出现了艾绒加药物的"雷火神针""太乙神针"等新灸疗。

清代末年，由于清政府的腐朽、帝国主义的入侵、西洋文化的传入，灸疗与中医、针术等备受摧残，濒于失传。中华人民共和国成立之后，灸疗与中医、针术等得到了较大发展。

## 三、工具

悬灸选用艾条作为工具。艾条又称艾卷，指用新鲜艾叶制成艾绒后，把艾绒卷成的圆柱形长条。根据有无内含药物，艾条又分为纯艾条（清艾条）和药艾条两种。艾条一般长20 cm，直径1.2 cm。

### （一）艾叶的作用

艾叶气味芳香，味辛、苦，性温，有小毒，归肝、脾、肾经。《本草从新》曰："艾叶纯阳之情，能回垂绝之阳，通十二经，走三阴，理血气，逐寒湿，暖子宫，止诸血，温中开郁，调经安胎……以之灸火，能透诸经而除百病。"这说明将艾叶作为施灸材料，有通经活络、祛除阴寒、回阳救逆等作用。艾叶经过加工，制成细软的艾绒，便于捏成大小不同的艾炷，易于燃烧，气味芳香；燃烧时热力温和，能窜透皮肤，直达深部。又由于艾产地分布广泛，便于采集，价格低廉，因此，几千年来一直被应用。

### （二）艾绒的采制

每年3—5月，采集肥厚新鲜的艾叶，放置日光下曝晒干燥，然后放在石臼中捣碎，筛去杂梗和泥沙，再晒，再捣，再筛，如此反复多次，就成为淡黄色、细软、洁净的艾绒。一般若用于直接灸，可用细艾绒；若用于间接灸，可采用粗艾绒。劣质艾绒生硬而不易团聚，燃烧时有火头爆裂的缺点，散落的燃烧的艾绒易灼伤皮肤，须加以注意。

### （三）艾绒的保藏

艾绒以陈久者为佳，故制成后须经过一段时期的贮藏。其因有吸水性，故易于受潮，贮藏不善易霉烂虫蛀，影响燃烧，因此，应贮藏在干燥处，或存放于密闭干燥容器内。每年天气晴朗时要反复曝晒几次，以防受潮和霉烂。

## 四、操作手法

### （一）温和灸

施灸时，艾卷点燃的一端对准施灸的穴位或患处，距离皮肤2~3 cm，进行熏烤，以患者局部皮肤有温热感但无灼痛感为宜，每穴一般灸10~15分钟，至皮肤出现红晕为度。施灸者可将示指和中指两指置于施灸部位两侧，感知患者局部皮肤受热程度，以便随时调节施灸距离，掌握施灸时间，防止患者烫伤。温和灸适用于各种病症。

## （二）雀啄灸

施灸时，艾卷点燃的一端与施灸部位的皮肤的距离并不固定，而是像鸟雀啄食一样一上一下地移动。雀啄灸多用于治疗小儿疾病或急救晕厥等。

## （三）回旋灸

施灸时，艾卷点燃的一端与施灸部位的皮肤保持一定的距离，但位置不固定，而是均匀地向左右方向移动或反复旋转。回旋灸适用于风湿痹痛、神经性麻痹及病变面积较大的皮肤病等。

## 五、施灸顺序

人体是一个有机的整体，各个脏器之间相互联系，某一器官发生病变，往往会影响到其他器官的正常功能。因此，施灸应该注意顺序，以使身体各器官保持最佳的协调状态。一般情况下，悬灸施灸顺序为：上部→下部→背部→腹部→头部→四肢；阳经→阴经；施灸壮数少→施灸壮数多；施灸小艾炷→施灸大艾炷。按这种施灸顺序进行，取其从阳引阴而无亢盛之弊。当然，临床施灸应结合患者病情，灵活应用。例如，对于脱肛施灸，可先灸长强穴以收肠，再灸百会穴以举陷。

## 六、灸感与灸量

### （一）灸感

灸感是指施灸时患者的自我感觉。由于灸疗主要是靠灸火直接或间接地在体表施以适当的温热刺激来起到防治疾病的作用，除瘢痕灸外，一般以患者感觉灸处局部皮肤及皮下温热为度，温热刺激可直达深部经久不消，或可出现循经感传现象。

### （二）灸量

灸量即施灸的量。古人运用灸疗时，对灸量非常重视。《外台秘要》曰："衰老者少灸，盛壮强实者多灸。"《扁鹊心书》说："大病灸百壮……小病不过三五七壮。"由此可以看出，灸量应根据患者的体质、年龄、施灸部位、病情等来确定。临床施灸时单次艾灸中，灸量多以艾炷的大小、壮数的多少及施灸时间的长短来衡量；长期艾灸治疗中，施灸疗程的长短也是灸量的一方面，可根据病情而定。急性病疗程较短，有时只需要灸1~2次即可；慢性病疗程较长，需要灸数月或更久。一般初灸时，每日1次，灸3次后改为2~3日灸1次。急性病亦可每日灸2~3次，慢性病需要长期灸治者可隔2~3日灸1次。

## 七、补与泻

### （一）补法

点燃艾炷后，不吹艾火，待其自然缓缓燃尽，火力微缓而温和，灸治时间较长，壮数较多，灸毕用手按施灸部位，使经气聚而不散为补。若用艾条灸，可行雀啄灸加以弱刺激，每穴灸 0.5～2 分钟，或行温和灸、回旋灸 3～5 分钟，以促进机体生理功能，解除过度抑制，引起正常兴奋。

### （二）泻法

点燃艾炷后，连吹艾火，促其快燃，火力较猛，快燃快灭。当患者感觉灼烫时，迅速更换新艾炷再灸，灸治时间较短，壮数较少。灸毕不按施灸部位，以使邪气外散为泻。若用艾条灸，可行温和灸、回旋灸，每穴每次灸 10 分钟以上加以强刺激，以达镇静效果，促进正常抑制。

## 八、适应证

艾灸疗法适用于寒证、慢性病，以及一切阳虚久病者，包括外感表证、咳嗽痰喘、脾肾虚证、气滞积聚、风寒湿痹、厥逆脱证、妇儿诸疾、顽癣疮疡等。

## 九、禁忌证

### （一）禁忌部位

关于施灸的禁忌部位，古代文献有大量的记载。《针灸甲乙经》记载的禁灸穴位有 24 穴，《医宗金鉴》记载的禁灸穴位有 47 穴，《针灸大成》记载的禁灸穴位有 45 穴，《针灸集成》记载的禁灸穴位有 49 穴。这些穴位大部分分布在头面部、重要脏器和大血管附近，以及皮薄肌少、筋肉结聚的部位，对这些部位应尽可能避免施灸。妇女妊娠期的腹部、腰骶部、乳头、阴部等均不宜施灸。

### （二）禁忌病证

由于灸疗会产生温热刺激，热能伤阴，因此，阴虚阳盛和邪热内积的病证都不宜用灸疗，如阴虚内热、咯血吐血、中风闭证、高热病等。

### （三）禁忌时机

禁忌时机主要是指不宜在过饥、过饱、过劳、酒醉、大惊、大怒、大渴、大汗淋漓时施灸。情绪不安者或妇女经期亦不宜施灸。

## 十、操作流程

### （一）操作前准备

（1）护士准备：①双人核对医嘱。②仪表端庄，着装整洁；洗手，戴口罩。
（2）患者准备：协助排空二便，取适宜体位，注意保护患者隐私。
（3）物品准备：艾条、治疗盘、打火机、弯盘、广口瓶、纱布，必要时备浴巾、屏风、计时器。
（4）环境准备：环境安静、整洁，温度适宜，用火安全，光线充足。

### （二）评估

病室环境及温度；患者主要症状、既往史及妇女有无妊娠；有无出血病史或出血倾向、哮喘病史或艾绒过敏史；对热、气味的耐受程度；施灸部位皮肤情况。

### （三）告知

嘱患者在施灸过程中若出现头晕、眼花、恶心、颜面苍白、心慌、出汗等不适现象，应及时告知；个别患者在治疗过程中施灸部位可能出现水疱；灸后应注意保暖，饮食宜清淡。

### （四）施灸

（1）遵照医嘱确定施灸部位，充分暴露施灸部位，注意保护患者隐私及保暖。
（2）点燃艾，选择合适的手法施灸。
（3）及时将艾灰弹入弯盘，防止灼伤皮肤或点燃衣物。
（4）施灸结束后立即将艾条插入广口瓶，熄灭艾火。整理用物。
（5）施灸过程中询问患者有无不适；观察患者局部皮肤情况；如有艾灰，用纱布清洁。施灸结束后协助患者穿衣，取舒适卧位。
（6）酌情开窗通风，注意保暖，避免吹对流风。

### （五）注意事项

（1）大血管处，孕妇腹部、腰骶部，皮肤感染、溃疡、瘢痕处，以及有出血倾向者，不宜施灸；空腹或餐后1小时内不宜施灸。
（2）一般情况下，施灸顺序为自上而下，先头身后四肢。
（3）施灸过程中防止艾灰脱落灼伤皮肤或点燃衣物。
（4）施灸过程中注意观察患者局部皮肤情况，对糖尿病、肢体麻木或感觉迟钝的患者，尤应注意避免烧伤。
（5）如局部出现小水疱，无须特殊处理，水疱可自行吸收；出现较大水疱时，可用无菌注射器抽吸疱液，并用无菌纱布覆盖。

## 十一、异常情况的处理与预防

### (一) 晕灸

（1）晕灸的主要原因：①体质原因。体质原因为晕灸最主要的诱因之一。体质虚弱、精神过于紧张、饥饿、疲劳，特别是过敏体质者、血管神经功能不稳定者，可能出现晕灸。不少无明显原因的晕灸，往往是体质原因导致的。②刺激原因。穴位刺激过强可致晕灸。所谓刺激过强，因各人情况不一很难度量。在刺激的种类上，以艾灸多见。③体位原因。一般来说，正坐位或直立施灸时易发生晕灸。④环境原因。环境和气候因素也可导致晕灸，如闷热季节气压较低、诊室中空气混浊、声浪喧杂等。

（2）晕灸的处理：施灸过程中，一旦患者有先兆晕灸症状，应立即处理。灸疗结束后，嘱患者在诊室休息5～10分钟后再离开，以防发生延迟晕灸。晕灸的具体处理方法：①轻度晕灸，应迅速停止施灸，将患者扶至空气流通处，抬高双腿，头部放低（不用枕头），静卧片刻即可。如患者仍感不适，给予温开水饮服。②重度晕灸，应立即停灸，使患者平卧，情况紧急时可令其直接卧于地板上，并立即呼救，配合医师进行下一步抢救。

### (二) 灸疗过敏

（1）灸疗过敏的原因：①体质原因。患者为过敏体质，多有哮喘、荨麻疹史，或有药物、花粉等过敏史。②药物原因。一般指艾灸致敏。

（2）灸疗过敏的处理：有局部或全身过敏性皮疹者，症状一般于停止艾灸后几天内自然消退。在此期间宜应用抗组胺药、维生素C等，多饮水。若兼有发烧、奇痒、口干、烦躁不安等症状，可适当应用糖皮质激素，如强的松，每日服20～30 mg。也可适当应用中药凉血消风方剂。若出现面色苍白、大汗淋漓、脉象细微，应及时就医。

### (三) 灸疮

古人认为因瘢痕灸而形成的灸疮是治疗上的需要，只有艾炷直接灸后产生灸疮才能达到治疗作用，但现在认为要达到治病目的不一定要形成灸疮。

灸疮的预防与处理：

（1）艾炷要捻紧，避免用大艾炷直接施灸；适当控制艾炷大小，就不容易起水疱。若出现水疱，要保持局部清洁，水疱小者，可自行吸收，有痒感时绝对不可抓破水疱；水疱大者，可用无菌注射器抽出疱液，并用无菌纱布覆盖。若偶因不慎而擦破水疱，应立即消毒，并严密包扎，以免化脓溃烂。

（2）若灸火较重，发生灸疮，应进行如下处理：①除进行上述抽液操作外，还要保护灸疮，避免感染，并可用赤皮葱、薄荷各适量煎汤，趁热淋洗灸疮周围，外贴玉红膏促进结痂，自然而愈。②一旦灸疮感染化脓，应给予抗菌药物治疗。

# 第二节 热敏灸

## 一、概述

热敏灸是将点燃的艾条悬灸热敏化腧穴，以产生透热，扩热，传热，局部不热或微热、远部热，表面不热或微热、深部热，其他非热感觉等特殊灸感，激发经气感传，并施以个体化的饱和热敏灸量，灸至热敏感消失，以提高艾灸疗效的一种灸疗新方法。热敏灸的特点就是"小刺激、大反应"，激发经气感传，从而提高疗效。

## 二、沿革

针刺疗法的精髓如《灵枢·九针十二原》所训"刺之要，气至而有效"，即激发经气，气至病所。古代医家已把激发经气、促进气至病所作为提高针灸疗效的一种积极手段。据《三国志》记载，东汉名医华佗行针治病时说："下针言，当引某许，若至语人，病者言，已到，应便拔针，病亦行差。"这就是对经气感传与针刺疗效关系的生动描述。《针灸大成》云"有病道远者必先使气直到病所"，强调行针治病时务必使气直到病所。陈日新教授以腧穴热敏化现象为切入点，以腧穴热敏化规律为新灸法创立依据，以临床灸疗疗效为检验标准，发现艾灸能像针刺一样激发经气感传而提高临床疗效，说明灸之要，仍然是气至而有效，从而发现灸疗的特异性穴位——热敏穴位，创立"辨敏施灸"的热敏灸新技术，提出"腧穴敏化"与"灸之要，气至而有效"的新理论。

## 三、工具

热敏灸工具以艾条为主。

艾条的选择：

（1）观。首先要看艾条的形，好的艾条坚挺、紧实，越紧越不易掉灰，软而不紧实为劣质艾条。其次要看艾条的色，即卷制艾绒的颜色，艾绒比例越高，艾条色泽越好，以偏土黄色、无绿色或夹杂的绿色较少为好，储存时间可较长。

（2）闻。闻艾条的味道，好的艾条气味芳香，不刺鼻，不令人恶心，若艾绒的颜色夹杂绿色较多，则燃烧后会有青草味。

（3）看。看艾条燃烧的烟，好的艾条烟少、色淡白、烟形飘逸。差的艾条燃烧产生的烟烟形较直，不飘逸。

（4）感。要感觉艾条的火，即艾条的火力，好的艾条火力柔和不烈，渗透力强，反之则火刚烈，渗透力不强，易有灼痛感。

## 四、选穴与穴位探查

### (一) 选穴原则

(1) 先选强敏化腧穴,后选弱敏化腧穴。
(2) 先选躯干部腧穴,后选四肢部腧穴。
(3) 先选近心部腧穴,后选远心部腧穴。
(4) 远近搭配,左右搭配,前后搭配。

### (二) 穴位探查

**1. 热敏灸穴位的粗定位**

热敏灸穴位的粗定位指在疾病状态下,探查相关穴位发生热敏化的高概率大致区域。

**2. 热敏灸穴位的细定位**

热敏灸穴位的细定位指在粗定位的狭小区域内对热敏穴位的准确定位。

(1) 温和灸。进一步激发经气,促进感传。将点燃的艾条悬于距离皮肤约 3 cm 处,对准穴位施灸,以患者有热感而无灼痛感为度。

(2) 回旋灸。温热施灸部位的气血。将点燃的艾条悬于距离皮肤约 3 cm 处对准施灸部位,均匀反复旋转施灸,以患者感觉施灸部位温热舒适为度。

(3) 循经往返灸。疏通经络,激发经气。将点燃的艾条悬于距离皮肤约 3 cm 处沿经络循行往返匀速移动施灸,以患者感觉施灸路线温热舒适为度。

(4) 雀啄灸。加强敏化,为局部的经气激发、产生灸性感传奠定基础。将点燃的艾条在施灸部位做一上一下、忽近忽远施灸,形如雀啄,以患者感觉施灸部位波浪样温热感为度。

热敏穴位的探查:按温和、回旋、循经往返、雀啄手法的顺序施灸,每种手法 1 分钟,重复上述手法 2~3 遍,灸至皮肤潮红为度。让患者仔细体验灸感,一旦出现灸感,及时告知施灸者,此时有灸感的穴位标记为热敏穴位。

## 五、操作手法

热敏灸采用艾条悬灸的操作手法,可分为单点温和灸、双点温和灸、三点温和灸、接力温和灸、循经往返灸几种。施灸时间均以热敏灸感消失为度,不拘于固定的时间。

### (一) 单点温和灸

单点温和灸有利于激发施灸部位的经气活动,发动经气感传,开通经络。即将点燃的艾条对准一个热敏穴位,在距离皮肤约 3 cm 处施行温和灸法。

### (二) 双点温和灸

双点温和灸有利于传导经气,开通经络。即同时对两个热敏穴位进行艾条悬灸操作，分单手双点温和灸和双手双点温和灸两种，操作手法包括温和灸、回旋灸、循经往返灸、雀啄灸。

### （三）三点温和灸

三点温和灸有利于接通经气，开通经络。即同时对三个热敏穴位进行艾条悬灸操作，包括T形灸和三角灸。操作手法包括温和灸、回旋灸、循经往返灸、雀啄灸四种。三点灸的适用部位为颈项部、背腰部、胸腹部，如风池（双）与大椎、肾俞（双）与腰阳关、天枢（双）与关元等。

### （四）接力温和灸

接力温和灸即在上述施灸的基础上，若热敏灸感传不理想，不能达到热敏穴位，可再取一支点燃的艾条放置于感传线上远离热敏穴位的另一端施灸，以延长热敏灸感传的距离。

### （五）循经往返灸

循经往返灸有利于疏导经络，激发经气。此法既可用于探查穴位，也是常用的治疗手法。即用点燃的艾条悬于距离皮肤约3 cm处，沿经脉循行往返匀速移动施灸，以患者感觉施灸经脉温热为度。

## 六、灸感

热敏穴位在艾的热刺激下，会产生以下6种灸感，只要出现以下1种或1种以上灸感就表明该穴位已发生热敏化，即为热敏穴位。产生这种灸感的部位即为热敏穴位的准确定位。

（1）透热：灸热从施灸穴位皮肤表面直接向深部组织穿透，甚至直达胸、腹腔脏器。
（2）扩热：灸热以施灸穴位为中心向周围片状扩散。
（3）传热：灸热从施灸穴位开始循经脉路线向远部传导，甚至到达病所。
（4）局部不热或微热、远部热：施灸部位不热或微热，而远离施灸的部位感觉甚热。
（5）表面不热或微热、深部热：施灸部位的皮肤不热或微热，而皮肤下深部组织甚至胸腹腔脏器感觉甚热。
（6）其他非热感觉：施灸部位或远离施灸部位产生酸、胀、压、重、痛、麻、冷等非热感觉。

## 七、常用穴位及其适应证

### （一）头颈部

（1）百会：主治头重脚轻、高血压、低血压、宿醉、目眩、失眠、焦躁等。
（2）头窍阴：主治眩晕、头痛、耳鸣、耳聋、颈项强痛等。

（3）头维：主治头痛、头晕、喘逆、呕吐流汗、面部额纹消失、目痛多泪、迎风泪出、视物模糊、三叉神经痛等。

（4）风池：主治头痛、眩晕、目赤肿痛、耳鸣、面瘫、颈项强痛、癫痫、中风、热病、神经官能症、高血压、失眠、肩膀酸痛、面肌痉挛、荨麻疹等。

（5）翳风：主治面瘫、面肌痉挛、口眼歪斜、痄腮、颊肿等。

（6）印堂：主治头痛、项强、鼻炎、眩晕、目赤、目痛等。

（7）攒竹：主治呃逆、头痛、眉棱骨痛、目视不明、目赤肿痛、眼睑抽动、眼睑下垂、面瘫、面痛、感冒发热、口眼歪斜等。

（8）阳白：主治面神经麻痹、偏头痛、眩晕、视物模糊、夜盲、眶上神经痛、目痛、眼睑下垂等。

（9）通天：主治头痛、眩晕、鼻塞、鼻出血、鼻渊等。

（10）迎香：主治嗅觉减退、面神经麻痹或痉挛等。

（11）地仓：主治口歪、流涎等。

（12）颊车：主治口歪、牙痛、颊肿、下颌关节紊乱、口噤不语、三叉神经痛等。

（13）下关：主治耳聋、耳鸣、牙痛、口歪、面痛、三叉神经痛、面神经麻痹、下颌疼痛、牙关紧闭、张嘴困难、颞颌关节炎等。

（14）听宫：主治耳聋、耳鸣、聋哑、中耳炎、面神经麻痹等。

**（二）胸腹部**

（1）章门：主治消化不良、腹痛、腹胀、肠炎泄泻、肝炎黄疸、肝脾肿大、小儿疳积等消化系统疾病及胸胁痛、腹膜炎、烦热气短、胸闷肢倦、腰脊酸痛等。

（2）中府：主治胸胁胀痛、咳嗽、气喘等。

（3）天枢：主治急性胃肠炎、小儿腹泻、痢疾、便秘、胆囊炎、肝炎、痛经、子宫内膜炎、功能性子宫出血等。

（4）中脘：主治胃炎、胃痛、胃扩张、呕逆、反胃、腹痛、腹胀、肠鸣、泄泻、便秘、便血、胁下坚痛、喘息不止、荨麻疹等。

（5）梁门：主治胃脘痛、胃下垂、呕吐、泄泻等。

（6）关元：主治中风、眩晕、腹痛、痢疾、脱肛、疝气、遗尿、小便不利、月经不调、细菌性痢疾、胃肠炎、肠道蛔虫症、肾炎、尿路感染、盆腔炎等。

（7）子宫：主治月经不调、带下、痛经、产后恶露不下、产后子宫神经痛、尿频、尿急等。

（8）神阙：主治腹痛、泄泻、脱肛、水肿、虚脱等。

（9）膻中：主治咳嗽、气喘、胸痹、心痛、心悸、心烦、产妇少乳等。

**（三）腰背部**

（1）肩井：主治肩膀酸痛、头酸痛、头重脚轻、耳鸣、落枕、肩背痹痛、手臂不举、颈项强痛、乳痈、中风等。

（2）大椎：主治热病、疟疾、咳嗽、喘逆、项强、肩背痛、腰脊强、角弓反张、小儿惊风、中暑、呕吐、风疹等。

（3）至阳：主治胸胁胀痛、肋间神经痛、脊强、腰背疼痛、胆囊炎、胆道蛔虫症、胃肠炎等。

（4）天宗：主治肩周炎、肩背软组织损伤、乳腺炎等。

（5）肺俞：主治咳嗽、气喘、咳血、鼻塞、风疹等。

（6）大杼：主治咳嗽、气喘、咳血、鼻塞等。

（7）风门：主治伤风、咳嗽、发热头痛、项强、胸背痛等。

（8）脾俞：主治腹胀、腹泻、呕吐、痢疾、便血等。

（9）胃俞：主治胃溃疡、胃炎、胃痉挛、呕吐、恶心等。

（10）命门：主治虚损腰痛、脊强反折、遗尿、尿频、泄泻、遗精、阳痿、早泄、赤白带下、头晕、耳鸣、手足逆冷等。

（11）肾俞：主治遗尿、遗精、阳痿、月经不调、白带、水肿、耳鸣、耳聋、腰痛等。

（12）腰阳关：主治腰骶疼痛、下肢痿痹、月经不调、赤白带下、遗精、阳痿等。

（13）大肠俞：主治腹胀、泄泻、便秘、腰痛、坐骨神经痛等。

（14）次髎：主治月经不调、痛经、带下、小便不利、遗精、腰痛、下肢痿痹等。

## （四）上肢

（1）肩髃：主治肩臂挛痛、上肢不遂等肩及上肢病症。

（2）肩髎：主治肩臂挛痛不遂、胁肋疼痛等。

（3）肩贞：主治肩周炎、肩胛疼痛、腋下痛等。

（4）臂臑：主治肘臂酸痛、肘臂麻木、肘臂挛急、肩周炎、肱骨外上髁炎等。

（5）少海：主治心痛、心悸、胸痛、呕吐、胃痛、中暑、泄泻、热病、风疹、肘臂痛等。

（6）尺泽：主治咳嗽、喘息、气逆、咯血、胸胁胀痛、急性腹痛、吐泻、潮热消渴、肘臂挛痛等。

（7）曲池：主治咽喉肿痛、牙痛、目赤痛、风疹、热病、上肢不遂、手臂肿痛、腹痛、吐泻、高血压。

（8）列缺：主治咳嗽、感冒、气喘、咽喉痛、半身不遂、口眼歪斜、偏头痛、面神经麻痹、面神经痉挛、三叉神经痛、牙痛、颈项强痛、腕痛无力等。

（9）外关：主治头痛、目赤肿痛、耳鸣、耳聋等头面五官疾患，以及热病、胁肋痛、上肢痹痛、肘部酸痛、手臂疼痛、肋间神经痛等。

（10）内关：主治心痛、心悸、胸闷气急、心绞痛、头痛、胸胁痛、上腹痛、胃痛、呃逆、孕吐、晕车、手臂疼痛、腹泻等。

（11）神门：主治心痛、心烦、惊悸怔忡、健忘、失眠、癫狂、痫病、目黄、喉痹、胁痛、腕关节痛等。

（12）合谷：主治头痛、耳聋、目赤肿痛、鼻出血、牙痛、牙关紧闭、口眼歪斜、痄腮、咽喉肿痛、腹痛、便秘等。

### (五) 下肢

(1) 环跳：主治骨神经痛、下肢麻痹、腰腿痛、髋关节及周围软组织疾病等。

(2) 膝眼：主治腿膝痛、痿痹不仁等。

(3) 血海：主治月经不调、经闭、崩漏、膝股内侧痛等。

(4) 梁丘：主治膝关节肿痛、下肢不遂、急性胃痛、腹泻等。

(5) 上巨虚：主治阑尾炎、胃肠炎、泄泻、痢疾、便秘、消化不良、下肢麻痹或痉挛、膝关节肿痛。

(6) 犊鼻：主治风湿性关节炎、类风湿性关节炎、膝骨性关节炎、外伤等引起的各种膝关节痛、膝部神经痛或麻木、下肢瘫痪等。

(7) 丰隆：主治气逆、足不收、胫枯、胸腹痛、呕吐、便秘、厥头痛、眩晕等。

(8) 足三里：主治胃痛、呕吐、呃逆、腹胀、泄泻、消化不良、痢疾、便秘、下肢痹痛、膝痛、头晕等。

(9) 阳陵泉：主治膝关节炎、风湿性关节炎、类风湿关节炎、偏瘫、坐骨神经痛、扭挫伤、胆囊炎、胆绞痛等。

(10) 阴陵泉：主治急慢性肠炎、细菌性痢疾、尿潴留、尿失禁、膝关节及周围软组织疾患等。

(11) 三阴交：主治月经不调、痛经、崩漏、带下、不孕、腹胀、腹痛、肠鸣泄泻、便秘等。

(12) 隐白：主治胃炎、肠炎、消化不良、便秘、痔疮、崩漏等。

(13) 委中：主治腰背痛、下肢痿痹、腹痛、急性吐泻、小便不利、遗尿等。

(14) 太冲：主治头晕、头痛、目赤肿痛、面瘫、耳鸣、耳聋、咽喉肿痛、月经不调、遗尿、小儿惊风、中风、原发性高血压、胁痛、下肢痿痹等。

(15) 承山：主治腓肠肌痉挛、脚部劳累、腰背痛、腰腿痛、便秘、脱肛、痔疮等。

(16) 涌泉：主治头痛、休克、中暑、发热、呕吐、腹泻、五心烦热、失眠、便秘、昏厥、偏瘫、耳鸣等。

## 八、禁忌证

(1) 大血管处、皮肤感染及感觉障碍、凝血功能障碍者。

(2) 高热、高血压危象、脑出血、肿瘤、结核晚期大量咯血者。

(3) 孕妇的腹部和腰骶部。

(4) 精神紧张、大汗后、劳累后、饥饿时。

### 九、操作流程

**（一）操作前准备**

(1) 护士准备：①双人核对医嘱。②仪表端庄，着装整洁；洗手，戴口罩。
(2) 患者准备：协助排空二便，取适宜体位，注意保护患者隐私。
(3) 物品准备：方盘、艾条、打火机、灭火瓶、纱布、弯盘、酒精灯、万花油、大毛巾、手消毒液。
(4) 环境准备：环境安静、整洁，温度适宜，用火安全，光线充足。

**（二）评估**

评估施灸部位皮肤情况、感觉功能、对热的耐受程度，凝血机制、过敏史、心理状态，女性是否妊娠，舌苔、脉象，以及排烟设施性能是否完好、环境是否适合本项操作。

**（三）告知**

告知患者施灸目的、操作方法及过程中需要配合的注意事项。

**（四）施灸**

(1) 用纱布清洁施灸部位皮肤，点燃艾条，以患者体表病患部位附近的经穴、压痛点、皮下硬结等反应部位为中心，以3 cm为半径范围，距离皮肤3～5 cm施灸，重复3～5次，寻找热敏穴位。
(2) 施灸过程中及时询问患者感受，在重点部位施以雀啄灸以加强灸量，当患者感到艾热发生透热、扩热、传热时，该穴位即为热敏穴位，重复以上步骤，直至所有的热敏点被探查出，选择最敏感的1～3个热敏点，距离皮肤3 cm左右施以温和灸，以患者无灼热痛感为度，直至热敏现象消失。
(3) 施灸完毕后熄灭艾条，清洁局部皮肤，观察皮肤有无烫伤。
(4) 灸后嘱患者多饮温开水，注意保暖，避免复感风寒，勿食寒凉、辛辣、刺激食物。
(5) 清理用物。

**（五）注意事项**

(1) 颜面部、大血管处、昏迷、反应迟钝者、孕妇腹部及腰骶部均不宜进行。
(2) 施灸过程中应防止艾灰脱落灼伤皮肤或点燃衣物。
(3) 若未探查到腧穴热敏化，可采用激发手法（即艾灸患者的神阙、关元、至阳、肾俞、足三里等穴位），施灸时间约20分钟，以激发经气，然后再次探查。
(4) 施灸剂量不以施灸时间或壮数为指标，而以灸后患者的感觉和机体的反应为标准。

(5) 施灸结束后，必须将燃着的艾条彻底熄灭，以防复燃。若有绒灰掉落床上，应清扫干净，以免复燃。

### 十、异常情况的处理与预防

(1) 若不慎灼伤皮肤，局部出现小水疱，可嘱患者保护好水疱，勿使其破溃，一般2～5日即可吸收；若水疱较大，可用无菌针头刺破水疱，放出疱液，再适当外涂烫伤膏，并用无菌纱块包扎，保持创面洁净。

(2) 出现晕灸时，应立即停止施灸，让患者平卧于空气流通处，并松开其领口，嘱患者饮用温开水、闭目休息。对于猝倒神昏者，应立即报告医生，可针刺水沟、十宣、中冲、涌泉、百会、气海、关元、太冲、合谷等穴位急救。

## 第三节 压灸

### 一、概述

压灸是艾炷或艾制物在直接灸的过程中采用反复压灭的方法来达到治病目的的一种灸法，如八髎灸和百会压灸等。

八髎灸是指锥形艾炷在八髎穴直接灸的过程中采用反复压灭的方法来达到治病目的一种灸法，具有强腰益精、补益下焦、健脾除湿、调经止带、清热通便、调整肝胆气机之功能。

百会压灸是指锥形艾炷在百会穴直接灸的过程中采用反复压灭的方法来达到治病目的的一种灸法，具有醒脑开窍、安神定志、平肝熄风、升阳举陷的功效。

### 二、沿革

广东省名中医、广州中医药大学第一附属医院主任医师杨文辉教授在继承传统灸法及前人研究的基础上，结合数十年的临床经验，总结出一套行之有效的杨氏灸法，其代表即杨氏八髎灸和百会压灸。

杨氏八髎灸是杨文辉教授在《黄帝内经》"法于阴阳，和于术数"的传统中医思想的启发下，根据中风后尿失禁患者元气亏虚、肾气不足的病理特征，结合《针灸大成》"以火补者，毋吹其火，须待自灭，即按其穴"和《寿域神方》"用纸实卷艾，以纸隔之，点穴于隔纸上，用力实按之"等灸法操作要领提出来的。杨氏八髎灸最初是为了治疗中风患者尿失禁，在临床实践中，八髎灸法的主治范围逐步扩大，现已被应用于治疗前列腺肥大、截瘫、五迟五软、月经不调等疾病。

百会压灸法是杨文辉教授传承自岭南针灸名家司徒铃教授的治疗方法。百会位于巅顶督脉之最高点，总督一身之阳气。阳气者，精则养神，柔则养筋。百会压灸可以起到升提、振奋阳气的作用，能温通经脉、祛风通痹。灸法与针法同样有随经感传现象，压灸能使温热感随经感传。

## 三、工具

压灸的工具有锥形艾炷、艾条、艾灸专用夹。

### （一）锥形艾炷

锥形艾炷的制作方法：①手压法。取一张大小约 8 cm×10 cm 的手工纸板，以任意一边的中点为顶点将纸环绕成一圆锥形，将艾绒放入圆锥形纸筒内，用手边转纸板边按压艾绒，将艾绒倒出时即形成一圆锥状艾炷。②艾炷器制作法。艾炷器中铸有锥形空洞，洞下留一小孔，将艾绒放入艾炷器的空洞中，另用金属制成下端适于压入洞孔的圆棒，直插洞孔内紧压，即成为圆锥形小体，倒出即成艾炷。根据临床的需要，艾炷的大小常分为 3 种规格：小柱如麦粒大，可直接放于穴位上燃烧（直接灸）；中柱如半截枣核大；大柱如半截橄榄大，常用于间接灸（隔物灸）。压灸一般用陈艾制作中型艾炷，炷高 1 cm，炷底直径约 1.5 cm，每燃尽 1 个艾炷，称为 1 壮，每壮可燃烧 3~5 分钟。

### （二）艾绒的选择

同本章"第二节 热敏灸"相关内容。

## 四、介质

（1）凡士林：作用为帮助艾炷黏附于皮肤上。
（2）跌打万花油：作用为帮助艾炷黏附于皮肤上，还可以预防烫伤。

## 五、补与泻

《灵枢·背腧》论述了灸法的补泻："以火补者，毋吹其火，须自灭也；以火泻者，疾吹其火，传其艾，须其火灭也。"

### （一）补法

点燃艾炷后，不吹艾火，待其自然缓缓燃尽，火力微缓而温和，灸治时间较长，壮数较多，灸毕用手按施灸部位，使灸气聚而不散为补。

### （二）泻法

点燃艾炷后，连吹艾火，促其快燃，火力较猛，快燃快灭。当患者感觉灼烫时，即迅速压灭，更换新艾炷再灸，灸治时间较短，壮数较少。灸毕不按其穴，以使邪气外散为泻。

## 六、适应证

### （一）杨氏八髎灸

（1）泌尿系统疾病：前列腺肥大、前列腺增生；因中风引起的小便功能障碍，如尿失禁、尿潴留；因尿路感染引起的尿频；神经源性膀胱炎；等等。
（2）消化系统疾病：便秘、泄泻、截瘫引起的大便失禁、肠梗阻等。
（3）妇科疾病：女性月经不调、原发性痛经等。

### （二）百会压灸

（1）神经系统疾病：梅尼埃病、血管性痴呆、中风后失眠、中风后抑郁、神经衰弱等。
（2）妇儿、骨科疾病：椎动脉型颈椎病、颈源性眩晕、小儿遗尿、小儿脱肛、妇女崩漏日久、子宫脱垂等。
（3）五官科疾病：耳石症等。

## 七、禁忌证

（1）有实热证或阴虚发热病症者，如高热神昏、高血压危象、肺结核晚期、大量咯血、严重贫血、急性传染性疾病等。
（2）严重心脏病患者或器质性心脏病伴有心功能不全者、精神分裂症患者。
（3）重病、心血管疾病、做过植入性手术、有过内出血、装有心脏起搏器或有金属植入物的患者。
（4）过饥、过饱、过劳、醉酒、大汗、大渴者。

## 八、操作流程

### （一）杨氏八髎灸操作流程

1. 操作前准备
（1）护士准备：①双人核对医嘱。②仪表端庄，着装整洁；洗手，戴口罩。
（2）患者准备：协助排空二便，取适宜体位，注意保护患者隐私。
（3）物品准备：毛巾、锥形艾炷、跌打万花油、艾灸专用夹、线香、棉签、艾灰收集缸。
（4）环境准备：环境安静、整洁，温度适宜，用火安全，光线充足。

2. 评估
评估病室环境及温度；患者主要症状，有无妊娠、经期、哮喘疾病等灸疗禁忌证，以及过敏史、对温度耐受程度、局部皮肤情况（若患者出汗较多时，应稍事休息再进行操作）。

3. **告知**

告知患者施灸操作方法及施灸过程中的注意事项。

4. **施灸**

（1）用毛巾清洁施灸部位皮肤。

（2）定位选穴后，用棉签在腧穴上涂跌打万花油。

（3）将锥形艾炷放置在腧穴上。

（4）用线香点燃艾炷后，不吹艾，待其徐燃，当艾炷燃至1/2或2/3时，患者有温热感觉（注意患者的主诉），施灸者用未点燃的艾条压灭燃烧的艾炷（注意使用艾灸专用夹保护艾炷不散落），并持续用力10~15秒，让热力随着压力往穴位深处传导。

（5）施灸过程中注意观察患者局部皮肤的颜色变化，询问患者施灸处的温度变化，根据患者的具体情况做适当调节，防止烫伤。

（6）撤去艾炷，放入艾灰收集缸，用双拇指叠按施灸腧穴以延长刺激，如此反复操作，每次每穴压灸3壮。

（7）施灸结束后予清洁局部皮肤，患者最好饮用一杯温开水，不宜立即洗澡、食用生冷食物，冬季应避免感受风寒，夏季避免风扇、空调直吹施灸部位。

5. **注意事项**

（1）三阳开泰手法是杨氏八髎灸取效的关键，由灸、压、按三个手法合并而成，缺一不可，且每穴灸治3壮，取"三生万物，生生不息"之意，为补阳之法。

（2）艾炷要做得结实，以免燃烧过程中倒伏，烫伤患者。

（3）治疗前需要涂抹跌打万花油等防止烫伤。

（4）对于一些感觉不灵敏的患者，如截瘫患者，施灸时应仔细观察，或者将中艾炷换成小艾炷进行压灸。

### （二）百会压灸操作流程

1. **操作前准备**

（1）护士准备：①双人核对医嘱。②仪表端庄，着装整洁；洗手，戴口罩。

（2）患者准备：协助排空二便，取适宜体位，充分暴露施灸部位，注意保护患者隐私。

（3）物品准备：毛巾、锥形艾炷、跌打万花油、线香、棉签、艾灰收集缸、纱布（中间剪出圆洞）。

（4）环境准备：环境安静、整洁，温度适宜，用火安全，光线充足。

2. **评估**

评估病室环境及温度；患者主要症状，有无妊娠、经期、哮喘疾病等灸疗禁忌证，以及过敏史、对温度耐受程度、局部皮肤情况（若患者出汗较多时，应稍事休息再进行操作）。

3. **告知**

告知患者施灸操作方法及施灸过程中的注意事项。

4. 施灸

（1）用毛巾清洁施灸部位皮肤。

（2）定位百会穴后，用棉签涂跌打万花油。

（3）将锥形艾炷放置在纱布上，再放置在腧穴上。

（4）用线香点燃艾炷后，不吹艾，待其徐燃，当艾炷燃至 1/2 或 2/3 时，患者有温热感觉（注意患者的主诉），施灸者用未点燃的艾条压灭燃烧的艾炷（注意使用艾灸专用夹保护艾炷不散落），并持续用力 10～15 秒，让热力随着压力往穴位深处传导。

5. 注意事项

（1）百会压灸需要把握压灸的力度和时间，操作不娴熟容易烫伤患者的头皮。

（2）对于不耐受者，可只灸 1 壮；体弱者，可无须等待艾炷燃烧 2/3，燃烧至 1/3 处即可施以压灸。

（3）施灸前应充分暴露患者的百会穴。头发过长的女性患者，可用发帖、发卡等固定头发，以消除安全隐患。

## 九、异常情况的处理与预防

### （一）晕灸

#### 1. 发生晕灸的原因

（1）体质原因：是最主要的诱因之一，如体质虚弱、精神过于紧张、饥饿、疲劳等，尤其是过敏体质者或血管神经功能不稳定者易发生晕灸。

（2）刺激原因：穴位刺激过强可致晕灸。所谓刺激过强，也是因人而异的。

（3）体位原因：一般来说，正坐位或直立施灸时易发生晕灸。

（4）环境原因：环境和气候因素也可促使晕灸发生，如施灸室内气压低或空气混浊、声音嘈杂等。

#### 2. 晕灸的处理

在施灸过程中，若患者有先兆晕灸的症状，应立即处理。具体处理方法如下：

（1）轻度晕灸：应迅速停止施灸，开窗通风，抬高双腿，头部放低（不用枕头），静卧片刻即可。如患者仍感不适，给予温开水饮服。

（2）重度晕灸：应立即停灸并平卧。若情况紧急，可令患者直接卧于地板上，点燃艾条后在百会穴上方做雀啄式温灸，不宜离头皮太近，以免烫伤，直至患者知觉恢复、症状消退。必要时，注射强心剂及针刺水沟、涌泉等。

### （二）灸疗过敏

#### 1. 灸疗过敏的原因

（1）体质原因：导致过敏反应的主要原因是患者本身为过敏体质，多有哮喘、荨麻疹史，或对多种药物、花粉过敏。

（2）药物原因：一般指艾灸致敏，可能因艾叶中含有某些致敏物质。

2. 灸疗过敏的处理方法

（1）出现局部或全身过敏性皮疹者，一般于停止施灸后几天内，过敏自然消退。在此期间宜应用抗组胺药、维生素 C 等，多饮水。若兼发烧、奇痒、口干、烦躁不安等症状时，可适当应用糖皮质激素，如强的松，每日服 20～30 mg；也可用中药凉血消风方剂。

（2）当表现为面色苍白、大汗淋漓、脉象细微时，除肌内注射抗组胺药物外，还可肌内注射或静脉注射肾上腺素，必要时注射肾上腺皮质激素等药物。

## （三）灸疮

1. 产生灸疮的原因

灸疮是因灸后起疱所致。其原因是：

（1）艾炷捻得太松，燃烧时部分掉于皮肤上。

（2）艾炷大而壮数多。

（3）起疱后被抓破导致感染。

2. 灸疮的预防与处理

（1）预防。使用的艾炷要捻紧，避免用大艾炷直接施灸，适当控制施灸量与施灸时间。

（2）处理。起疱后，要保持局部清洁。小疱可自行吸收，嘱患者有痒感时绝对不可抓破；大疱可用无菌注射器抽出疱液，涂烫伤膏或聚维酮碘膏后用无菌纱布覆盖固定。一旦灸疮感染化脓，应给予抗菌药物治疗。

# 第四节　灵龟灸

## 一、概述

灵龟灸是根据患者症状，以脏腑、经络辨证，选取相对应的病变脏腑或经络，按照腹部后天八卦对应的脏腑及经络部位选取腹部一定的区域，并以特制的灵龟灸灸条进行艾灸以防治疾病的一种灸法。灵龟灸有起效快、透热均匀、热力强、适应范围广的特点，目前临床中多用于虚证、寒证、痹症及痛症等相关疾病。

## 二、沿革

灵龟灸由全国老中医专家学术经验继承工作指导老师张家维教授传承创新并运用于临床，林国华教授、王澍欣教授师承张家维教授，将四象五脏、后天八卦和九宫数运用于腹部临床，通过对选穴依据的简化、腹部穴位区域的明确，以及药材配比、艾条规格等的深入研究，将灵龟灸的理论与操作规范不断完善。

## 三、取穴依据

### (一) 四象与五脏

张景岳在《类经图翼》明示:"先天者太极之一气,后天者两仪之阴阳,阴阳分而天地立,是为体象之祖,而物之最大者也。由两仪而四象,由四象而五行。"《周易·系辞》谓:"夫象,圣人有以见天下之颐,而拟诸其形容,象其物宜,是故谓之象。"象是事物本身及其运动变化产生的信息与状态之间存在的一种非线性的关系。四象乃阴阳的四种不同状态,也是中国传统识星体系的物化形式,形成以东宫青(苍)龙、西宫白虎、南宫朱雀(鸟)、北宫玄武组成的四象体系。"取象比类"是中医学思辨过程中必不可少的思维模式。根据四象体系映射的四方概念,结合后天文王八卦之上离(南)、下坎(北)、左震(东)、右兑(西),则上应南,属火,为心也;下应北,属水,为肾也;左应东,属木,为肝也;右应西,属金,为肺也。宋代刘牧在《易数钩隐图》中言:"孔氏疏谓:金、木、水、火禀天地而有,故云'两仪生四象'。土则分王四季,又地中之别,(故)惟云四象也。"土为本气,寄藏于四季,载四方,其气相通,故张家维教授认为此土为四方之中间位,疏泄通达于四方,故中属,为脾,因此形成由四象引出的特定方位关系的五脏即四象五脏相关理论。

### (二) 四象五脏结合九宫八卦

《周易·系辞》载:"是故易有太极,是生两仪,两仪生四象,四象生八卦。"《灵枢·九宫》"八风"篇提出不同方向的邪风侵袭人体后所入舍脏腑不一致,可推演出此后天八卦所应脏腑之象:心应离,脾应坤,肺应兑,小肠应乾,肾应坎,大肠应艮,肝应震,胃应巽。汉代徐岳的《数术记遗》称:"九宫算,五行参数,犹如循环。"北周甄鸾注曰:"九宫者,即二四为肩,六八为足,左三右七,戴九履一,五居中央。"任脉为阴脉之海,神阙穴又称"脐中""气舍""命蒂",是先天元神出入之道。《医学原始》提出:"脐者,肾间动气也,气通百脉,布五脏六腑,内走脏腑经络。"因此,张家维教授认为,以神阙为中心点进行艾灸,符合从阴引阳,有更好的温脏化精、益气调神之功,有助于推动脏腑经络功能,结合四象九宫八卦与脏腑的对应关系,形成以任脉为中轴线、以脐中为中心的灵龟灸法取穴理论。取脐中为土,土承四方,属脾胃,取镜面效应,以患者的右侧为左、左侧为右,则形成灵龟灸法穴位定位。张家维教授在临床实践应用中发现,九宫数之"二四为肩、六八为足"可进一步优化灵龟灸法取穴,提出以二四方位对应双上肢,以三七方位对应双下肢的穴位定位理论,如上肢病症取章门,下肢病症取五枢,用之临床,验之有效。

林国华教授、王澍欣教授总结张家维教授的临床应用经验,明确灵龟灸法之取穴分布,将以神阙为中心的腹部分成9个部位,即以脐为中心,上至巨阙、不容,下至横骨、曲骨,左右至带脉,斜经肋弓、腹股沟,联结章门、五枢,共同构成的一个八卦区域。综合腹部后天八卦和九宫数,9个部位依次排列,对应相应的脏腑及经络部位,经络病证取穴与脏腑同区域,如手太阴肺经病证取穴为肺所对应的位置。具体腹部分布部位以两条胃经为纵向分界线,以带脉所在水平线和髂嵴最高点所在水平线为上下横向分界线,形成一个相对规整的八边形。将脏腑和手足四肢联同,其左右以医者面对患者时医者的左右为主,辨证后取相关部位进行治疗。

## 四、工具

灵龟灸使用专用的灵龟灸灸条。灵龟灸灸条是林国华教授、王澍欣教授在张家维教授指导下,根据腹部灵龟灸适应证选取数味中药材,按照一定比例与艾绒配比混合制成的艾条,有祛风散寒、温经通络、行气止痛、补益肝肾之功。具体的中药材为:广藿香、皂角刺、川芎、醋没药、丁香、桂枝、盐杜仲、麸炒枳壳、细辛、独活、木香、续断片、盐牛膝、防己、肉桂、当归,各以等量混匀打粉。药粉与艾绒以 1∶9 配比,其中艾绒中黄金艾绒比例为 20∶1,制成规格为直径 5 cm、长 20 cm、重 180 g 的实性圆柱状艾条。其中,广藿香芳香化湿、行气和中,皂角刺活血通络,防己祛风止痛、利水消肿,细辛祛风通窍、散寒止痛,盐牛膝、盐杜仲、续断温补肝肾、强益筋骨,独活祛风除湿、通痹止痛,肉桂、桂枝、艾叶散寒止痛、温经通脉,木香、枳壳健脾行气消滞,丁香补肾温中助阳,醋没药活血止痛、消肿生肌,川芎活血行气止痛,当归活血养血。另外,根据研究,艾绒的燃烧热值与纯度成反比,纯度高,燃烧温度则低,故在艾绒选择上黄金艾绒的比例取 20∶1,以达到在增加艾灸热度渗透性的基础上降低施灸部位的皮肤温度的目的,防止烫伤。

## 五、操作手法

灵龟灸的操作手法有温和灸、回旋灸、雀啄灸三种。施灸时,灸条高度以患者施灸处皮肤温度和术者押手所感受的热度温和为宜,灸条悬举高度以 10~20 cm 为度,并随施灸过程中温度的变化而上下调整。若有感觉障碍者,以术者押手感知的温热度为主,防止出现低温烫伤。

### (一) 温和灸

术者手持艾条,押手轻放并固定于施灸部位,将艾条火头悬于施灸部位距皮肤 10~20 cm 处,定点悬灸,热度以温和为宜,使皮肤有温热感而无灼痛感。

### (二) 回旋灸

术者手持艾条,押手轻放并固定于施灸部位,将艾条火头悬于施灸部位距皮肤 10~20 cm 处,平行往复回旋熏灸,热度以温和为宜,使皮肤有温热感而无灼痛。

### (三) 雀啄灸

术者持艾条,押手轻放并固定于施灸部位,将艾条火头悬于施灸部位距皮肤 10~20 cm 处,对准穴位上下移动,使之像鸟雀啄食样,一起一落、忽近忽远施灸,热度以温和为宜，使皮肤有温热感而无灼痛感。

## 六、灸量

根据患者病情的轻重及耐受力，选用合适的灸量。一个部位灸20～30分钟为宜；病情重者可每日一灸；病情稳定者可隔日或3～5日一灸，灸5～7次为一个疗程；小儿适当减量。灸至皮肤出现红晕或患者感觉温热舒适为度。

## 七、适应证

灵龟灸适用于辨证偏属阴证者。

（1）躯干和肢体病症：头痛、痹病（颈项痛、肩痛、腰痛、膝痹、大偻、痛风病）、口僻、痉病、癥瘕、积聚等。

（2）心及脑系病症：中风（含中风恢复期、中风后遗症期）、眩晕、不寐、郁病、虚劳、心悸、胸痹（真心痛除外）、心力衰竭（急性期除外）、多汗、痿病、癫证、厥病缓解期等。

（3）肝、胆、脾、胃病症：胃脘痛、胃痞、腹痛、腹胀、痢疾、呕吐、呃逆、噎膈、泄泻、便秘、黄疸、臌胀、肥胖症等。

（4）肺及皮肤病症：哮病、喘病、咳嗽、鼻衄、鼻渊、肺胀、肺痿、瘾疹、湿疮、带状疱疹及其后遗神经痛、疮疡等。

（5）肾系病症：虚劳、水肿、淋病、癃闭、消渴、阳痿、遗精、早泄、不育症等男性生殖系统病症。

（6）妇儿病症：月经不调、闭经、经行前后诸证、不孕症、崩漏、阴挺、带下病、绝经前后诸证、癥瘕、腹痛（慢性盆腔炎）、痛经、产后痛、小儿抽动障碍、小儿慢惊风、小儿遗尿、厌食、疳积、五迟五软等。

（7）用于养生保健，如预防中风、改善体质等。

## 八、禁忌证

（1）中暑、高血压危象、肺结核晚期大量咯血等情况不宜施灸。
（2）孕妇不宜施灸。
（3）意识障碍、高热炎性疾病、脑出血急性期患者慎用。

## 九、操作流程

### （一）操作前准备

（1）护士准备：①双人核对医嘱。②仪表端庄，着装整洁；洗手，戴口罩。
（2）患者准备：协助排空二便，取适宜体位，注意保护患者隐私。

（3）物品准备：灵龟灸灸条、酒精灯、打火机、万花油、棉签、纱块、治疗盘、弯盘、计时器、镊子，必要时备浴巾、屏风、专用灭火筒。

（4）环境准备：环境安静、整洁，温度适宜，用火安全，光线充足。

## （二）评估

（1）病室环境及温度。

（2）主要症状、既往史及妇女有无妊娠。

（3）有无出血病史或出血倾向、哮喘病史或艾绒过敏史。

（4）对热、气味的耐受程度。

（5）施灸部位的皮肤情况。

## （三）告知

（1）施灸过程中若出现头晕、眼花、恶心、颜面苍白、心慌出汗等不适现象，患者应及时告知。

（2）个别患者在治疗过程中施灸部位可能出现水疱。

（3）灸后注意保暖，饮食宜清淡。

## （四）施灸

（1）遵照医嘱确定施灸部位，充分暴露施灸部位，注意保护患者隐私及保暖。

（2）点燃灵龟灸灸条，选择合适的手法施灸。

（3）及时将艾灰弹入弯盘，防止灼伤皮肤。

（4）施灸结束立即将灸条插入专用灭火筒中，盖紧筒盖使灸条完全熄灭。

（5）施灸过程中询问患者有无不适；观察患者局部皮肤情况；如有艾灰，用纱布清洁。施灸结束协助患者穿衣，取舒适卧位。

（6）酌情开窗通风，注意保暖，避免吹对流风。

## （五）注意事项

（1）施灸前应告知患者治疗目的及大致的操作过程。

（2）大血管处，孕妇腹部、腰骶部，皮肤感染、溃疡、瘢痕处，以及有出血倾向者，不宜施灸；空腹或餐后1小时内不宜施灸。

（3）施灸过程中应防止艾灰脱落灼伤皮肤或点燃衣物。

（4）注意观察患者局部皮肤情况，对糖尿病、肢体麻木或感觉迟钝的患者，尤应注意避免烧伤。

（5）施灸后，注意保持局部皮肤清洁干燥，皮肤潮红时可涂万花油，无需其他特殊护理。

（6）若出现上火现象如口舌生疮、口干或者便秘等，可饮用少量淡盐水。

（7）灸疮局部发疱后当日勿沾水，外涂万花油，保证灸疮完整，预防感染。若水疱较大，可用无菌注射器挑破水疱，轻轻挤出疱液，尽量保持疱皮的完整性，然后再在水疱上外涂万花油，促进局部皮肤修复。

（8）幼儿患者皮肤稚嫩，应注意控制灸量。

（9）施灸过程中应避免艾灰掉落而烫伤皮肤或烧坏衣被，治疗结束应及时熄灭艾条。

（10）艾灸体位为仰卧位时较少发生晕灸现象；如发生晕灸，处理同悬灸的晕灸处理。

## 十、异常情况的处理与预防

同本章"第一节　悬灸"相关内容。

# 第五节　铺棉灸

## 一、概述

铺棉灸又称棉花灸、贴棉灸、薄棉灸等，属直接灸法中的一种，是利用优质医用脱脂棉制成薄如蝉翼但又无断裂的薄片，敷于穴位或者病损局部，用火柴或线香将一端棉花点燃，使其燃尽，以皮肤微有灼痛感为度来治疗疾病的一种特殊灸法。铺棉灸疗法可借火助阳、畅行气血，有扶正祛邪、祛风湿、散热解毒之功能，在治疗皮肤病的皮损、瘙痒、疼痛方面具有独特的疗效。铺棉灸的治疗优势：①操作简便，受术时间短，疗效显著。②灼热痛感轻微、短暂，易为患者接受，依从性较高。③安全系数高。

## 二、沿革

铺棉灸因与传统中医中将艾草放置于身体表面，使用燃媒点燃的方法类似而得名。明代李梴的《医学入门》云："热者灸之，引郁热之气外发。"该法最早记载于清代邹存淦的《外治寿世方》，用于治癣："用新棉花扯如纸薄一层，量癣宽大，将棉花铺贴，用火向花上一点，顷刻燃尽，当即止痒，且并不焦痛，不须用药，极简、极效，棉花须用弹过者，倘再发，照治一回，断根。"后该法多用于皮肤病的治疗。铺棉灸疗法具有开门泻邪、以热引热、解毒止痛之功，兼具借火助阳、善行气血之功。此疗法通过"借火助阳"的作用来扶正祛邪、引邪外出，使郁积于肌肤之毒迅速解除，从而使皮疹得以消退，瘙痒、疼痛得以缓解，特别是可减少气血相对不足的老年患者带状疱疹及其后遗神经痛的发生率。

该方法起源于民间的特色疗法，经全国著名针灸学家杨介宾教授多年临床验证，形成了富有特色的"杨氏贴棉灸"。成都中医药大学杨运宽教授作为杨介宾老先生的学术经验继承人，在继承其临床经验基础上，发扬了铺棉灸在皮肤病方面的临床应用。林国华学习杨运宽教授运用铺棉灸的临床经验，结合岭南地区的气候及疾病特点，扩大铺棉灸的临床应用，形成了具有岭南特色的铺棉灸疗法。

## 三、理论依据

### （一）祛风除湿、散热解毒

皮肤病多风、湿、热三邪蕴阻肌表。早期风热之邪搏于肌表则瘙痒，湿热流注发于体表则为丘疹、疱疹，气血阻滞、经络不通则疼痛剧烈。后期三邪反复侵入人体，久之则气血耗损，临床上多数病患兼有气血亏虚之证，血虚生风化燥，或血虚则脉络失于濡养，经脉闭阻，不通则痛。《灵枢·刺节真邪》曰："脉中之血，凝而留止，弗之火调，弗能取之。"铺棉灸通过温热作用发散肌表之风邪湿毒，同时加速气血运行、活血通络，从而加快皮肤疾病的恢复。

### （二）扶正祛邪、火郁发之

清代吴谦的《医宗金鉴·外科心法要诀》中有铺棉灸法的相关记载："七日以前形式未成，不论阴阳当俱先灸之，轻者使毒气随火而散，重者拔下郁毒，通微内外，实良法也。"明代李梴的《医学入门》云："虚者灸之，使火气以助元气也；实者灸之，使实邪随火气而发散也；寒者灸之，使其气复温也；热者灸之，引郁热之气外发，火就燥之意也。"张景岳谓："因其势而解之、散之、升之、扬之，如开其窗，如揭其被，皆谓之发。"铺棉灸作为灸法的一种，运用热刺激作用于皮部，以温热之法发散腠理，加速气血运行，引邪外出，火郁发之，最后达到扶正与祛邪外出的目的。且灸有温补之功，"邪之所凑，其气必虚"，灸之则能扶已虚之阳气。综上可以看出，铺棉灸法具有扶正祛邪、火郁发之、透毒外出的作用。

## 四、工具

铺棉灸的工具包括脱脂棉团、万花油或者京万红软膏、火柴或线香。

铺锦灸棉片的制作：手常规消毒干燥后，从大的蓬松脱脂棉团上轻轻撕取约 1 cm × 1 cm × 0.2 cm 的一小块棉片，不宜以棉签上的棉花为材料。一手拿起棉片，从棉片边缘选取一点，用手指将棉花纤维轻轻向外拉伸，注意用力要均匀，使之呈薄片状，不要有空隙，形成大小为 3 cm × 3 cm、厚约 0.1 mm、重约 20 mg 的棉花薄片备用。

## 五、体位

在施灸的时候选择适当体位，既可方便施灸操作，又有利于准确选穴和安放棉片。

（1）仰卧位：平躺，上肢平放，下肢放直，或微屈，全身放松，同时暴露施灸部位。仰卧位适用于施灸面部、颈部、胸部、腹部、上肢、掌侧、下肢前侧和手足背穴位的灸疗。

（2）俯卧位：俯卧，在胸前放一软枕，屈收两上肢，以便背部肌肉舒展、平坦，同时充分暴露施灸部位。俯卧位常用于施灸后头、后颈、肩部、背部、腰部、骶部、臀部、下肢后侧和足底穴位的灸疗。

（3）侧卧位：非施灸部位在下，侧卧，上肢放在胸前，下肢伸直，同时充分暴露施灸部位。侧卧位适用于施灸头面两侧或胸腹两侧穴位的灸疗。

（4）伏案坐位：患者坐在桌前，伏在桌上，或用双手托住前额，同时暴露施灸部位。适用于施灸头项部、后颈部或前臂穴位的灸疗。

（5）侧伏坐位：患者侧伏在桌前，以便手臂和头侧舒适，同时暴露施灸部位。

体位选择应以体位自然、肌肉放松，施灸部位明显暴露、棉片放置平稳、燃烧时火力集中、热力易于渗透肌肉为准，且便于施灸者正确取穴和操作，以及患者能坚持施灸治疗全过程。

## 六、操作手法

患者取合理体位，将实施治疗的部位充分暴露。取已准备好的大小为 3 cm × 3 cm 的棉花薄片，若皮损面积小于 3 cm × 3 cm，可剪小棉片，若皮损范围较大，可做多个 3 cm × 3 cm 棉片分而灸之。将棉花薄片放在皮损部位，要求灸疗范围大小应略大于皮损部位 1 mm，并使棉片的部分边缘稍向上翻起，用火柴点燃翻起的棉片边缘，棉花迅速燃尽。在皮损部位重复以上操作 3 次后，用棉签将棉花燃烧后的黑色灰烬轻轻拭去。为了防止烫伤，最后在实施治疗的部位用棉签薄薄地涂抹一层万花油或者京万红软膏。

## 七、施灸顺序

铺棉灸一般宜先灸上部，后灸下部；先灸背部，后灸腹部；先灸头部，后灸四肢；先灸阳经，后灸阴经。先阳后阴，取其从阳引阴而无亢盛之弊；先上后下，则循序渐进次序不乱；先少后多，便于患者接受。若需多片棉片，则必须由少至多，或分次灸之（即报灸）。

## 八、选穴

### （一）阿是穴

在铺棉灸疗法中阿是穴即皮疹疼痛处、疱疹处、皮肤瘙痒处、皮损处。

### （二）特效穴

（1）风门：为足太阳膀胱经的经穴，为风邪出入之门户，主治皮肤病、感冒等。

（2）肺俞：为肺之背腧穴，可用于治疗风寒或风热之邪外袭使气滞血瘀、经络不通而致局部疼痛的病症。

（3）胆俞：常用于治疗肋间神经痛，以及顽固性皮肤病的疼痛、瘙痒等。

（4）膈俞：为血会，主治各种血病，常用于治疗皮肤瘙痒、疼痛。

### （三）岭南经验穴

（1）曲池：为"止痒奇侠"，有清热解毒、行气活血、止痒止痛之功效，是治疗皮肤病症的要穴。

（2）血海：是足太阴脾经，有"血之海"之意。中医认为，风是导致皮肤疾病的主要原因，"治风先治血，血行风自灭"，因此，血海穴是治疗皮肤疾病常用穴之一，可用于治疗老年皮肤瘙痒、带状疱疹等皮肤病。

对于全身皮疹或瘙痒，曲池、血海常配伍使用。

（3）屋翳、至阴：《百症赋》曰"至阴、屋翳，疗痒疾之疼多"，本穴可散化胸部之热、止咳化痰、消痈止痒，常用于治疗老年性皮肤瘙痒。

以上穴位用大小为 1 cm × 1 cm 的厚棉燃烧 1 次即可。

## 九、适应证

（1）铺棉灸有清泄热毒壅滞、行气活血、消肿止痛、泻火燥湿之功效，主要用于带状疱疹及其后遗神经痛、神经性皮炎、银屑病、顽固性湿疹、荨麻疹、老年性皮肤瘙痒等皮肤病，其中以带状疱疹及其后遗神经痛和神经性皮炎为其主要适应证。临床施灸时可以单独应用，也可与其他针灸方法结合使用。

（2）长期卧床患者，臀部易气血壅阻，血热壅盛则肉腐，易形成压疮。林国华教授认为，铺棉灸不仅可以改善压疮后局部皮损，还可以促进局部气血运行，对于压疮的预防更有良好的效果。

（3）岭南的夏天是湿热并重的季节，再加上夏日蚊虫叮咬多，湿热毒邪侵入肌肤，郁结不散，与血气相搏，常可发生急性湿疮、皮疹及瘙痒等。《素问·生气通天论》云："汗出见湿，乃生痤痱……劳汗当风，寒薄为皶，郁乃痤。"慢性瘙痒多与内湿相关，其证多属本虚标实。铺棉灸治疗这些类型的瘙痒效果良好。

## 十、禁忌证

（1）严重心脏病、糖尿病患者慎用。
（2）严重皮肤病（如传染性皮肤病、创伤、大手术 1 年之内）患者慎用。
（3）精神恍惚者，以及肾功能不全、严重高血压（收缩压 170 mmHg 以上）患者慎用。

## 十一、操作流程

### （一）操作前准备

（1）护士准备：①双人核对医嘱。②仪表端庄，着装整洁；洗手，戴口罩。

（2）患者准备：协助排空二便，取适宜体位，注意保护患者隐私。

（3）物品准备：将无菌脱脂棉花制成大小为 3 cm × 3 cm 的薄棉片，准备治疗盘、火柴、镊子、纱布、万花油，必要时准备浴巾、屏风。

（4）环境准备：环境安静、整洁，温度适宜，用火安全，光线充足。

## （二）评估

评估是否有妊娠、出血性疾病、过饥、过饱等灸法禁忌证，以及对疼痛的耐受程度、局部皮肤情况。

## （三）告知

告知患者施灸操作方法，嘱患者在施灸过程中若出现头昏、眼花、恶心、颜面苍白、心慌、出汗等不适现象，应及时告知。

## （四）施灸

（1）嘱患者取合理体位，充分暴露施灸部位，注意保护患者隐私。用纱块清洁施灸部位皮肤。

（2）在施灸部位放置棉片，要求灸疗范围应略大于皮损部位 1 mm，并使棉片的部分边缘稍向上翻起，用火柴点燃翻起。

（3）在皮损部位重复操作 3 次后，用棉签将棉花燃烧后的黑色灰烬轻轻拭去。

（4）施灸过程中注意观察患者局部皮肤颜色变化，询问患者有无不适，根据患者的感觉或棉片燃烧情况更换棉片，直至患者皮肤出现红晕。为了防止烫伤，最后在施灸部位用棉签薄薄地涂抹一层万花油或者京万红软膏。

（5）协助患者着衣，取舒适卧位，整理用物。

（6）施灸后冬季应避免感受风寒，夏季避免风扇、空调直吹施灸部位。

## （五）注意事项

（1）施灸用的脱脂棉片应撕展得既松又薄，易于迅速燃完，避免灼伤皮肤。

（2）制作棉片时尽量避免棉片有空隙，以免灼伤皮肤或灸烧时影响疗效。

（3）施灸者保持手部干燥，防止手指粘起棉片。

（4）操作环境要求无风，治疗时施灸者尽量呼吸平稳，以免吹起棉片。

（5）不可在五官、乳头部位施灸；若在头部、腋下、阴部等有毛发部位施灸，应先予备皮，再行施灸。

## 十二、异常情况的处理与预防

### （一）晕灸

晕灸多因初次施灸，或空腹、疲劳、恐惧、体弱、姿势不当、刺激过重等引起。晕灸一经发现，应立即停灸，让患者平卧，一般无危险。但应注意施灸禁忌，做好预防工作，在施灸过程中要细心观察，避免晕灸发生，或早发现、早处理。

### （二）烫伤

脱脂棉片应撕展得既松又薄，避免有空隙，以利于迅速燃完，且能避免灼伤皮肤。施灸不当可引起局部烫伤，可能起疱，不可把疱弄破，以免感染；若疱破溃感染者，必要时应及时使用抗菌药物。

## 第六节　麦粒灸

### 一、概述

麦粒灸是将艾绒制成麦粒大小的艾炷置于穴位或病变部位上施灸治疗疾病的方法。麦粒灸属于直接灸，但不引起化脓，不形成灸疮，具有艾炷小、刺激强、时间短、收效快、仅有轻微灼伤或起疱并可在2～3日内结痂脱落而不易留大瘢痕等优点；其所需艾绒很少，烟雾小，刺激量可大可小，灼热、灼痛感穿透性明显。本法有散寒通络、透热泄毒、扶助正气、防病保健之功能。

### 二、沿革

早在两千年前，麦粒灸就已经被民间广泛运用。明清以前的古典文献中所记载的"艾灸"大多数指的是麦粒灸，直到清代首创了艾条灸。宋代窦材的《扁鹊心书》载："凡灸大人，艾炷须如莲子，底阔三分；若灸四肢与小儿，艾炷如苍耳子大；灸头面，艾炷如麦粒大……"当时已提出了灸治不同年龄患者与不同部位时，可将艾绒搓成大小不同的如圆锥、麦粒、苍耳子、莲子、橄榄形艾炷。由于该疗法具有较为显著的疗效，故近代应用亦极其广泛。

### 三、工具

麦粒灸的工具为大小、松紧不同、光滑的麦粒状艾炷。

#### （一）麦粒灸艾炷的制作与分类

麦粒灸所用艾炷多为长圆形、卵圆形，或麦粒样大小，也可将艾炷底部压平成半粒米样。

根据艾炷的大小可将麦粒形艾炷可分大、中、小三种。大麦粒形艾炷，如一粒完整的麦粒，用艾绒制作成高约5 mm、腹径约3 mm的艾炷。中麦粒形艾炷，如大半粒麦粒，用艾绒制作成高约4 mm、腹径约2.5 mm的艾炷。小麦粒形艾炷，如半粒麦粒，用艾绒制作成高约3 mm、腹径约2 mm的艾炷。

根据艾炷的松紧程度，可将麦粒形艾炷分为"硬丸""中等硬丸""软丸"。用右手拇指、示指反复均匀地搓捻艾绒，使纤维缠绕较紧，所制作的艾炷比较紧密，含绒量较多，燃烧时间较长，温度较高，被称为"硬丸"。取少量艾绒略加按压成形，纤维未经搓捻缠绕，所制作的艾炷比较松散，含绒量较少，燃烧时间短，温度稍低，被称为"软丸"。松紧程度介于上述二者之间的艾炷被称为"中等硬丸"。当病情危重，需要在短时间内达到较大刺激量时，多用硬丸样艾炷，或用超常规壮数的软丸艾炷；病情平缓时，只需常规壮数便可，可用中等硬丸样艾炷，或用软丸样艾炷。

### （二）艾绒的选择

同本章"第二节 热敏灸"相关内容。

## 四、介质

（1）中药油膏或凡士林，也可刮取新鲜蒜汁作为黏附材料，其作用是帮助艾粒黏附于皮肤上。

（2）跌打万花油，其作用是帮助艾粒黏附于皮肤上，还可以预防烫伤。

## 五、体位

根据施灸的不同部位采用不同的体位姿势。例如，头部宜取坐位，颈项部宜取俯伏坐位，四肢后部、背部宜取俯卧位，胸腹部及四肢前侧宜取仰卧位。

施灸体位以患者自然舒适为原则，以患者自身感觉和病情为依据，在操作过程中应避免患者因保持一种体位姿势过久而产生疲劳，不利于正常治疗。

## 六、灸感

灸感包括患者皮肤的表现与患者自觉症状两种。

### （一）皮肤的表现

（1）红晕。红晕为麦粒灸施灸过程中比较常见的局部反应，即在施灸处的局部皮肤出现以艾粒底面为圆心的红色圆晕。红晕的深浅与患者肤色有关，皮肤白皙的患者其红晕比较鲜明，皮肤黝黑者红晕比较模糊。由于麦粒灸主要以瞬间烧灼痛为主要刺激形式，局部皮肤温度的上升不如艾条灸明显，因此，红晕的范围不会很大。红晕维持的时间大约数分钟到数十分钟。

（2）出汗。出汗也是麦粒灸施灸过程中常见的灸感之一。除掌心、足心、鼻尖等部位易于出汗外，还可能出现全身的微汗。

### （二）自觉症状

麦粒灸造成的自觉症状多种多样，其中灼痛感即灼烫的同时兼有刺痛，是几乎每一位接受麦粒灸的患者都有的感觉。在此基础上，有的患者还可能感受到其他种类的灸感。

(1) 灼痛感。灼痛感是麦粒灸燃烧接近皮肤时最常见、普遍的灸感。患者感觉施灸局部犹如细小的火针在刺激皮肤，既烫又疼，灼痛到一定程度时，患者往往会产生避让的动作。全身多数部位，如头面、四肢、胸、腹、背、腰部在施行麦粒灸时常会出现这种感觉。部分患者随着灼痛的出现往往还会出现出汗等其他反应。

(2) 麻痛感。麦粒灸施灸后肢体出现如同被长久压迫后的既麻又辣、既刺痒又痛的感觉，也有人将这种感觉描述成"虫爬蚁行"感，这种感觉多出现在四肢施行麦粒灸时。麻痛感可向远端放射。

(3) 胀痛感。麦粒灸施灸后肌肉内部出现肿胀扩张感，肢体出现犹如被束缚箍紧的感觉，多出现于在肌肉丰厚处施灸时。胀痛感可向远端部位扩散。

(4) 热流感。麦粒灸施灸后肢体出现一股暖流样感觉，在施灸处下方局部涌动，常可向远端部位缓慢地传导。

(5) 收缩感。麦粒灸施灸后患者会感觉局部肌肉由于收缩而产生抽动、跳动、抖动。肌肉收缩的范围可大可小，范围大的，患者可以感到整块肌肉在收缩，范围小的可能只有小束肌纤维的跳动。麦粒灸引起的肌肉抽动与毫针刺中神经干的触电感完全不同，麦粒灸所致的收缩感虽然比较明显，但程度轻微，患者在有一阵阵的收缩感的同时，还会有畅快之意，因而不会避让。

(6) 放松感。麦粒灸施灸后，患者会出现局部甚至全身从束缚感转变为轻松舒适的感觉，这种感觉多出现在施灸头、四肢及腹部时。

(7) 畅快感。麦粒灸施灸后，患者局部及全身气血顺畅，会有舒畅、轻松的感觉。这是麦粒灸比较常见而独特的灸感，往往出现在施灸肌肉丰厚部位时；当施灸的壮数较多，灸得较为彻底时，更容易出现畅快感。

## 七、灸量

麦粒灸灸量以"壮"为计数单位，即每燃烧1枚艾粒为1壮。常规情况下，麦粒灸每次每穴的施灸量为1～7壮，但实际运用时还要根据病情与患者的状态，并综合其他影响因素来决定治疗的壮数。

(1) 病情。用于常见疾病轻浅而稳定的阶段时，每次每穴的施灸量为1～7壮，危重急症或疑难疾病则需要增加壮数，每次每穴的施灸量可为10壮，甚至上百壮。施灸过程中密切观察患者的情况。

(2) 选穴部位。对于常见病症，在下肢外侧、脘腹、背腰等肌肉丰厚部位施灸，每次每穴施灸壮数宜多，如每次每穴可灸5～7壮。四肢末端、四肢内侧面、胸施灸部、头面部施灸壮数宜少，如每次每穴施灸1～3壮。

(3) 体质、年龄。正常的成人每次每穴麦粒灸可用常规壮数1～7壮；小儿则可酌情减少，每次每穴1～3壮。根据病情需要，体质强壮者可酌情增加壮数，体质羸弱或过于敏感者，可酌情减少。

(4) 天时、地域。北方寒冷季节及地区，壮数可多；南方及夏季湿热地区及季节，壮数宜少。虽然麦粒灸具有调整阴阳气血的整体性和双向性特点，但总体上还是属于温热性刺激。温度和湿度会影响热传导的效率与速度，人体对热刺激的敏感性会随环境温度的降低而下降。

## 八、施灸顺序

麦粒灸一般按照先上后下、先阳后阴的顺序进行。即先灸头部穴位，再灸躯干和四肢穴位；先灸背腰、四肢外侧穴位，再灸胸腹、四肢内侧穴位，取其从阳引阴而无亢盛之意。

## 九、选穴

麦粒灸属于用艾粒直接灸，而非化脓灸，对各种痛症与一般的急性炎症，效果明显。选穴以远近同取或远近分取均可。

### （一）远道取穴

远道取穴以身体末梢部位为主。如耳尖，为治疗目疾与偏头痛的常用穴；再如十二井穴，均位于四肢末端。

1. **表里同取**

（1）少商与商阳同取，可以清利头目、消肿止痛，对急性扁桃体炎、腮腺炎及目赤肿痛等，疗效明显。

（2）中冲与关冲同取，可以清营止渴、泻火除烦，适用于高热烦渴、息粗尿赤及尿道灼热与刺痛诸症。

（3）少冲与少泽同取，可以守神泄热、清解上焦，适用于面赤面热、口舌糜烂及腮颊肿痛等症。

（4）隐白与厉兑同取，可以消胀宽中、止呕降逆，对呕吐、反胃有显效。

（5）大敦与足窍阴同取，可以安眠镇惊、祛风止痛，适用于头痛、肋痛，魂梦不宁及崩漏下血等症。

（6）至阴与小趾内侧甲角同取，可以引气潜阳、通闭利尿，适用于头目眩晕及手术后之尿潴留。

2. **上下同取**

（1）少商与隐白同取，可安心宁神、止咳平喘；商阳与厉兑同取，可安中止痢，兼可清利头目。

（2）中冲与大敦同取，可舒肝降逆、活络祛风，对头痛口苦、睾丸肿大等有效。

（3）关冲与足窍阴同取，可解郁泄热、益气祛风，多用于偏头痛及耳鸣、耳聋诸症。

（4）少冲与至阴同取，可交通心肾、宁神安眠，适用于夜卧不宁、烦躁多梦者。

## （二）就近取穴

就近取穴可以按以下四种方法进行。

### 1. 以患处中心为主

如胆绞痛，对胆囊压痛点施灸；各种痈疽疖肿，用艾粒在其中心部位烧灼。

### 2. 以患处之周围为主

中医外科在痈疽疖肿的治法上常应用"围药"促使炎症局限；灸法中也常应用"围灸"，其目的及作用与"围药"相同。即在患处周围用艾粒间隔适当的距离围成一圈，然后同时点燃艾粒，这样可使红肿范围当即缩小，起到顿挫病势与防止扩散的作用。

### 3. 以患处周围之痛点为主

对某些局部病患，其周围可出现压痛或触痛，特别敏感或压触痛明显之处，在《疡医大全》上称为病根，此即施灸的最佳处。

### 4. 以病变扩散方向为主

外科的痈疽疔疖，常沿所属淋巴管向前扩散，出现红筋、红线等症状，治疗上可在红筋末端挑破出血，以阻止其进行；也可在红筋末端施麦粒灸；若红筋已开始逐步向后回缩，可再在其末端逐次灸之，直至症状消失。

## 十、适应证

（1）内科疾病：脑血管意外、面瘫、血管神经性头痛、急性胃肠炎、支气管炎、慢性胃炎、鼻炎、功能性消化不良、高血压、末梢神经炎、坐骨神经痛等。

（2）外科疾病：风湿性关节炎、肱骨外上髁炎、类风湿关节炎、肩周炎、颈椎病、强直性脊柱炎、原发性骨关节炎、腰椎间盘突出症等。

（3）泌尿生殖疾病：痛经、乳腺增生、慢性盆腔炎、术后尿潴留、尿失禁等。

（4）儿科疾病：食欲不振、生长发育迟缓、小儿感冒、腹泻、遗尿等。

（5）五官科疾病：麦粒肿（睑腺炎）、急性结膜炎、中耳炎、梅尼埃病等。

（6）皮肤病：带状疱疹、湿疹、荨麻疹、寻常痤疮等。

（7）其他疾病：失眠、肥胖等。

（8）保健：慢性疲劳综合征、强身健体等。

## 十一、禁忌证

### （一）禁忌穴位

《针灸甲乙经》记载了麦粒灸的 24 个禁灸穴位：头维、承光、风府、脑户、风池、喑门（即哑门）、下关、耳门、人迎、丝竹空、承泣、白环俞、乳中、石门（女子）、气冲、渊腋、经渠、鸠尾、阴市、阳关、天府、伏兔、地五会、瘈脉等。

### （二）禁忌部位

（1）心前区不宜施灸。
（2）颜面部位慎用麦粒灸。
（3）大血管部位，尤其在动脉搏动处，如太渊、经渠、中阳穴，慎用麦粒灸。
（4）不便操作、不便护理的部位，如乳头、脐窝、腋窝、会阴等处，禁用麦粒灸。
（5）妊娠期妇女下腹部及腰骶部禁用麦粒灸。

## 十二、操作流程

### （一）操作前准备

（1）护士准备：①双人核对医嘱。②仪表端庄，着装整洁；洗手，戴口罩。
（2）患者准备：协助排空二便，取适宜体位，注意保护患者隐私。
（3）物品准备：准备艾粒、凡士林或跌打万花油、弯盘、镊子、线香、打火机、小口瓶。
（4）环境准备：环境安静、整洁，温度适宜，用火安全，光线充足。

### （二）评估

评估有无妊娠、出血性疾病、哮喘病史、艾绒过敏史等灸法禁忌证，以及对疼痛的耐受程度、局部皮肤情况等。

### （三）告知

告知患者施灸操作方法及过程中的注意事项。

### （四）施灸

（1）用毛巾清洁皮肤后，将凡士林或跌打万花油涂于施灸部位。
（2）将艾粒立于施灸部位，用线香点燃艾粒顶端，使其燃烧。当艾粒燃至剩余1/5～2/5时，用镊子将艾粒夹去，再进行下一壮操作。
（3）施灸过程中注意观察患者局部皮肤颜色变化，询问患者有无不适。
（4）施灸结束后将施灸处残留的灰烬轻轻拭去。
（5）施灸结束后嘱患者饮用一杯温开水，不宜立即食用生冷食物。
（6）开窗通风，嘱患者注意保暖。处理用物。

### （五）注意事项

（1）若灸后起疱，较小的水疱可待其自行吸收；水疱较大的可用无菌注射器抽出疱内液体，并用无菌纱布覆盖。
（2）对于皮肤感觉迟钝者，谨慎控制麦粒灸的烧灼强度，避免导致灼伤。

### 十三、异常情况的处理与预防

同本章"第三节 压灸"相关内容。

## 第七节 隔物灸

### 一、概述

隔物灸又称间接灸或间隔灸,是指在艾炷下垫一间隔物放在穴位上施灸的方法。因间隔物的不同,其又可分为多种灸法。其火力温和,具有艾灸和药物的双重作用,患者易于接受,较直接灸法常用,适用于慢性疾病和疮疡等。隔物灸通过对穴位的持续温灸,疏通瘀阻的经络气血,振奋衰退的功能,平衡失调的阴阳,以达到祛风散寒、消炎止痛、舒经活络、活血利窍、恢复健康、延缓衰老的目的。(图1-1)

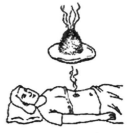

图1-1 隔物灸

### 二、沿革

晋代葛洪的《肘后备急方》收录了多种灸疗方法,对危重病症施灸方法记载较详细,并首创了隔物灸。葛洪是倡导灸疗的先驱,他促进了人们对灸疗治急症的重视。《备急千金要方》提倡艾灸与药物结合运用,注重灸量,施灸壮数多至几百壮;书中收载了多种隔物灸法,如隔蒜灸、隔盐灸、黄蜡灸等。《医学入门》指出,凡病"药之不及,针之不到,必须灸之"。

最初古人多采用直接灸,且艾炷较大,壮数较多,如《太平圣惠方》指出:"灸柱虽然数足,得疮发脓坏,所患即差;如不得疮发脓坏,其疾不愈。"《医宗金鉴·刺灸心法要诀》也说:"凡灸诸病,火必足气到,始能求愈。"同时,古人非常推崇应用化脓灸进行身体保健和预防疾病。现代灸法则有了长足发展,为了减轻患者灸疗的痛苦,多采用小艾炷少壮灸,并衍生出多种灸法,如艾条灸、药条灸(包括太乙神针灸、雷火神针灸等)、温灸器灸、温针灸、天灸、灯火灸等。根据病情不同,还常采用间接灸法,所隔物品多为姜片、蒜片、食盐、豆豉饼、附子饼等。

### 三、工具

#### (一)艾炷

以艾炷施灸时,所燃烧的锥形艾团,称为艾炷。每燃尽1个艾炷,称为1壮。
艾炷制作方法:①手工纸手压法。取一张约8 cm×10 cm大小、稍硬的手工纸,以任意一边的中点将纸环绕形成一圆锥形,将艾绒放入圆锥形纸筒内,用手指按压艾绒,倒出艾绒形成一圆锥状艾团,为艾炷。②用艾炷器制作。艾炷器中铸有锥形空洞,洞下留一小孔,将艾绒放入艾炷器的空洞中,另用金属制成下端适于压入洞孔的圆棒,直插孔内紧压,即成为圆锥形小体,倒出即成艾炷。

根据临床的需要,艾炷的大小常分为三种规格:小柱如麦粒大,可直接放于穴位上燃烧(直接灸);中柱如半截枣核大;大柱如半截橄榄大,常用于间接灸(隔物灸)。一般临床常用中型艾炷,炷高1 cm,柱底直径约0.8 cm,炷重约0.1g,可燃烧3~5分钟。

### (二) 间隔物

隔物灸的常用间隔物有姜、蒜、盐、豆豉、胡椒、巴豆、黄土、核桃壳、面粉、附子及其他药物。鲜姜、蒜可做成2~3 mm薄片,也可做成泥状;豆豉、胡椒、巴豆、黄土、面粉则做成泥状,塑形为圆饼状,并扎若干小孔以利灸治时导热通气;附子等药饼则应选用相应药物捣碎碾轧成粉末,用黄酒、姜汁或蜂蜜等与药物粉末调和后塑成薄饼状,并在中间刺出筛孔后应用。

## 四、种类与操作方法

根据病症的不同选择不同的间隔物。常用的隔物灸有隔姜灸、隔蒜灸、隔盐灸、隔药饼(附子饼)灸、铺灸、隔豆豉饼灸、隔胡椒饼灸、隔巴豆灸、隔黄土灸、隔核桃壳灸、隔面灸等。

### (一) 隔姜灸

此法在明代杨继洲的《针灸大成》中即有记载:"灸法用生姜切片如钱厚,搭于舌上穴中,然后灸之。"明代张景岳的《类经图翼》中记载:治疗痔疾"单用生姜切薄片,放痔痛处,用艾炷于姜上灸三壮,黄水即出,自消散矣"。清代吴尚先的《理瀹骈文》和清代李学川的《针灸逢源》等书籍中亦有相关载述。隔姜灸取材方便,操作简单,现已成为临床最常用的隔物灸法之一。灸治方法与古代大体相同,亦有略加改进者,如在艾炷中增加某些药物或在灸片下面填上一层药末,以加强治疗效果。

生姜味辛,性微温,有解表、温中、散寒、止呕之功能。故此法多用于治疗外感表证和虚寒性疾病,如感冒、咳嗽、风湿痹痛、呕吐、腹痛、泄泻等。

操作方法:

(1) 取新鲜老生姜1块,沿生姜纤维纵向切取厚2~3 mm的薄片,大小可据所在穴区部位和选用艾炷的大小而定。

(2) 姜片中间穿刺数孔以利于透热,放置于施灸穴位的皮肤表面,将大艾炷或中等艾炷放在其上,点燃。

(3) 待患者有局部灼痛感时,略略提起姜片,使之离开皮肤片刻,旋即放下,再行灸治,反复进行或更换艾炷再灸。一般每次灸5~10壮,以局部潮红而不起疱为度。

（4）灸毕用万花油涂于施灸部位，一是防皮肤灼伤，二是增强活血化瘀、散寒止痛的功效。

### （二）隔蒜灸

隔蒜灸又称蒜钱灸。本法首载于晋代葛洪的《肘后备急方》。古人主要用此法治疗痈疽。明代王肯堂的《证治准绳·病医》中有较详细的论述："凡初觉发背，欲结未结，赤热肿痛，先以湿纸覆其上，立视候之，其纸先干处即是结痈头也。取大蒜切成片，安其头上，用大艾炷灸之。三壮即换一蒜，痛者灸至不痛，不痛者灸至痛时方住。"该书还提到另一种隔蒜灸法，即隔蒜泥饼灸："若有十数头作一处生者，即用大蒜研成膏作薄饼铺头上，聚艾于饼上烧之。"明代张景岳的《类经图翼》又有进一步的发挥："设或疮头开大，则以紫皮大蒜十余头，淡豆豉半合，乳香二钱，同捣成膏，照毒大小拍成薄饼，置毒上铺艾灸之。"此后发展成隔蒜药饼灸法。

大蒜味辛，性温，有解毒、健胃、杀虫之功能。本法多用于治疗肺痨、腹中积块及初起肿疡等。

操作方法：

**1. 隔蒜片灸**

（1）将新鲜独头大蒜切成厚2～3 mm的薄片，中间用针刺数孔。

（2）将刺孔后的蒜片置于应灸腧穴或患处，然后将艾炷放在蒜片上点燃施灸。

（3）待艾炷燃尽，易炷再灸，每灸3～4壮后更换蒜片，继续灸治，每穴每次可灸5～7壮。

（4）因大蒜液对皮肤有刺激性，灸后皮肤容易起疱，故应注意防护。

**2. 隔蒜泥灸**

（1）将适量新鲜大蒜捣成泥膏状，制成厚2～3 mm的圆饼，大小按病灶而定。

（2）将蒜圆饼置于选定的穴位上灸之，中间不必更换，每穴每次可灸5～7壮。

### （三）隔盐灸

隔盐灸又称神阙灸，本法只适用于脐部，是临床上常用的隔物灸，已有一千多年的历史。此法在古代应用广泛，可用于治疗霍乱、淋病、少年房多短气等急症。如《肘后备急方》载："以盐纳脐中，上灸二七壮。"又有《千金要方》载："着盐脐中灸三壮。""盐灸脐孔中二七壮。"现代研究也表明，隔盐灸所产生的近红外线具有较强的穿透力，被人体吸收后可促进血液循环。此法多用于治疗寒泻或吐泻并作、中风等，有回阳救逆、固脱之力。凡大汗亡阳、肢冷脉伏之脱症，可用大艾炷连续施灸，不计壮数，以期脉起、肢温、证候改善，直至汗止脉起、体温回升、症状改善。可用于腹部疾病及其他病症的治疗。

操作方法：

（1）患者仰卧屈膝，暴露脐部。

（2）取纯净干燥之细白盐适量，可炒至温热，放入脐中，以填平脐为度；如果患者脐部凹陷不明显，可预先在脐周围放上湿面圈，再填入食盐或再隔其他药物施灸。

（3）一般宜先填入其他药物（药膏或药末），再放盐，然后上置艾炷施灸，至患者稍感烫热，即更换艾炷。

（4）为避免食盐受火爆裂烫伤患者，可预先在盐上放一块薄姜片再施灸。一般灸3～9壮，急性病症则可多灸。

### （四）隔药饼（附子饼）灸

隔药饼灸综合了中药和灸疗的功效。因药饼的配方不同，疗效也不同，其临床适应证较广。根据不同的病症选用不同的中药。

唐代孙思邈的《千金翼方》载："削附子令如棋子厚、正着肿上，以少唾湿附子，艾灸附子，令热彻以诸痛肿牢坚。"清代顾世澄的《疡医大全》提到"用附子制过者，以童便浸透，切作二、三分厚，安疮上，着艾灸之"，以治疮久成瘘。

本法以附子饼为间隔物，上置艾炷施灸。由于附子辛温火热，有温肾补阳的作用，故用来治疗各种阳虚证，如阳痿、早泄，以及外科疮疡窦道盲管久不收口，或既不化脓又不消散的阴性虚性疮疡。也有以附子或其他温热、芳香药物制成药饼做间隔灸。灸时在药饼下垫以纱布，以防烫伤，药饼灸后可重复再用。多用于治疗命门火衰而致的阳痿、早泄或疮疡久溃不敛等症。

操作方法：

（1）将附子切细研末，以黄酒调和做饼，厚约3 mm，直径约2 cm。

（2）用针在附子饼中间穿刺数孔，据病情选取适当部位放置附子饼，上面再放艾炷施灸，出现灼痛时更换艾炷，饼干则更换。灸5～7壮，以皮肤出现红晕为度。

### （五）铺灸

铺灸又称"长蛇灸""督灸"，是借姜汁和姜泥的辛散透皮作用及其他具有温阳通络作用的中药粉给人体以温热性刺激，通过经络腧穴的传导，来调节脏腑的阴阳平衡，以达到治病防病、养生保健目的一种灸法。本法是在督脉及足太阳膀胱经上进行的一种大面积隔物灸，即在两经的皮肤跟艾绒之间加入药物以增强灸治的温阳强壮作用，由表及里，内达脏腑，起到疏通经络、温补经络、活血化瘀、祛风散寒、通行气血、濡养全身的作用。

操作方法：

（1）患者裸背俯卧于床上，施灸者选好施灸穴位。

（2）消毒施灸部位，并在施灸部位涂抹姜汁。

（3）在施灸部位撒铺灸药粉，使之呈线条状，将裁好的桑皮纸或纱布覆盖在药粉上面。

（4）将生姜制成姜泥，把姜泥铺在桑皮纸上，然后塑形成厚2～3 cm、宽8～10 cm的长条状。

（5）在姜泥上面放置长条橄榄形艾炷，点燃艾炷，待患者有灼热感或不能忍受时将艾炷去除并更换艾炷。常规灸3壮。

（6）燃烧3壮后移去姜泥，用温毛巾擦去药粉。患者穿衣平躺休息。

### （六）隔豆豉饼灸

隔豆豉饼灸是用淡豆豉做间隔物进行施灸的一种灸法。淡豆豉味苦，性寒，功能解表发汗、除烦。隔豆豉饼灸法最早载于唐代孙思邈的《备急千金要方》（卷二十二）："治发背及痈肿已溃未溃方：用香豉三升少与水和，熟捣成如薄泥，依肿作饼子，浓三分以上，有孔勿覆孔中，布豉饼以艾列其上灸之使温，温而热勿令破肉，如热痛即急易之，患当减，快得安稳，一日二度灸之。如先有疮孔，孔中得汁出瘥。"本法适用于治疗痈疽发背、顽疮、恶疮肿硬不溃或溃后久不收口、疮面黑暗等症，可促使疮口愈合。

操作方法：

（1）将淡豆豉研为细末，过筛，量疮面大小，以适量药末和黄酒做饼，软硬适中，约厚3 mm。

（2）将豆豉饼放于疮面周围，上置艾炷灸之，勿使皮破，每日灸1次，以愈为度。

### （七）隔胡椒饼灸

隔胡椒饼灸是用胡椒为间隔物进行施灸的一种灸法。胡椒味辛，性热，有温中散寒之功。本法主要用于治疗胃寒呕吐、腹痛泄泻、风寒湿痹和面部麻木等症。

操作方法：

（1）以适量白胡椒末加面粉和水制成厚约0.3 cm、直径2 cm的圆饼。

（2）使胡椒饼中央呈凹陷形，置适量药末（如丁香、麝香、肉桂等）于内填平，上置艾炷灸相应穴位。每次灸5~7壮，以患者感觉温热舒适为度。

### （八）隔巴豆灸

隔巴豆灸是用巴豆为间隔物进行施灸的一种灸法。本法最早是将巴豆与其他药物混合制成药饼作间隔物施灸，如宋代许叔微的《普济本事方》载："治结胸法，巴豆十四枚，黄连七寸，和皮用。右捣细，唾和成膏，填入脐心，以艾灸其上，腹中有声，其病去矣。不拘壮数，病去为度。"后来也有单用巴豆一味的，如明代龚廷贤的《寿世保元》提及"腹中有积及大便秘结，心腹诸痛，或肠鸣泄泻，以巴豆肉捣为饼，填脐中，灸三壮，可至百壮，以效为度"。本法具有通便利尿、理气止痛、消积散结的作用，可用于食积、腹痛、泄泻、便秘、小便不通、结胸、瘰疬等症。本法亦可与隔葱灸合用，疗效更佳。

操作方法：

（1）取巴豆10粒，捣碎研细，加入白面3 g或黄连末适量，成膏状，捏作饼。

（2）将巴豆饼放于脐中（神阙穴），上置艾炷施灸，每次灸3~5壮，每日或隔日1次。

### （九）隔黄土灸

隔黄土灸又称隔泥灸，是将黄土以水调和制成泥饼，以泥饼为间隔物而进行施灸的一种灸法。黄土灸最早载于唐代孙思邈的《千金要方》（卷六），用于治疗耳病："作泥饼子厚薄如馄饨皮，覆耳上四边，勿令泄气，当耳孔上，以草刺泥饼穿作一小孔，于上以艾灸之百壮，候耳中痛不可忍即止。侧耳泻却黄水，出尽即瘥。当灸时，若泥干，数易之。"本法有活血散瘀之功能，主要用于发背痈疮初起、局限性湿疹、跌打损伤、白癣及其他湿毒引起的皮肤病，取其胜水燥湿之功。

操作方法：取净黄土和水制成泥饼，厚约 6 mm、宽约 5 cm，用针扎孔，放于患处，上置艾炷施灸，每灸一壮换一泥饼，施灸壮数视病情而定，以患者感到舒适为宜。每日 1 次，5～7 次为 1 个疗程。

### （十）隔核桃壳灸

本法又称隔核桃壳眼镜灸，是一种以核桃壳为灸具的灸法。此法较早见于清代顾世澄的《疡医大全》一书，用核桃壳灸治疗外科疮疡："大核桃劈开，去肉，壳背钻一孔，内填溏鸡屎令满。将有屎一面合毒顶上，孔外以艾灸之。不论壮数，惟取患者为快。壳热另换一壳，如法灸之，其毒立好。"现代针灸不仅在方法上做了改进，而且在应用范围上亦与古代有所不同，主要用于眼科疾病的治疗。本法有祛风明目、活血通络、消炎镇痛之功能，可用于结膜炎、近视眼、中心性视网膜炎及视神经萎缩等症。

操作方法：
（1）取核桃 1 个从中线劈开，去仁，取壳（壳有裂缝者不可用）备用。
（2）用细铁丝制成眼镜框样式，镜框的外方再用铁丝向内弯一个钩形，高和长均约 2 cm，以备施灸时插艾卷用。
（3）将核桃壳放于菊花液中浸泡 3～5 分钟，取出套在镜框上，插上艾卷，长约 1.5 cm，插入镜框前铁丝上，点燃后戴在患眼上施灸。
（4）每次据症情灸 1～3 壮，每日或隔日 1 次，10 次为一疗程。

### （十一）隔面灸

隔面灸中的面由小麦磨粉筛去麸皮而成。《本草纲目》云："新麦性热，陈麦平和。"小麦面甘温，入心、脾、肾经，有养心、益肾、除热、止渴、消肿之功能。本法适用于恶疮、痈肿、外伤血瘀等症。

操作方法：取面粉适量，加水制成面饼，厚约 5 mm，用细针穿刺数孔，放于患处，上置艾炷灸之。

## 五、补与泻

艾灸的补泻应根据辨证施治的原则，虚证用补法，实证用泻法。艾灸补法无须以口吹艾火，应让其自然缓缓燃尽为止，以补其虚；艾灸泻法应当快速吹艾火至燃尽，使艾火的热力迅速透达穴位深层；灸毕不按其穴，以泻邪气。《灵枢·背腧》说："气盛则泻之，虚则补之。以火补者，毋吹其火，须自灭也。以火泻者，疾吹其火，传其艾，须其火灭也。"元代朱丹溪的《丹溪心法·拾遗杂论》又云："灸法有补火泻火，若补火，艾满至肉；若泻火，火不要至肉，便扫除之。"即虚证用补法时，将艾点燃，不吹其火，待其徐徐燃尽自灭，这样火力缓而温和，且时间较长，壮数较多，灸毕用手按施灸部位，使灸气聚而不散；实证用泻法时，点燃艾炷，用口速吹艾火，促其快燃；当患者有烧烫感时，迅速更换艾炷，这样时间短，壮数较少；灸毕不按施灸部位，以使邪气外散。

隔物灸疗法以姜、蒜、葱等作为隔灸材料。其性味辛温，有温阳散寒、调理脏腑气血之功能，施灸用补法时，可发挥温补作用；其性发散，施灸用泻法时，又可发挥发汗解毒、通里泻下的作用。因此，在应用隔物灸时根据隔灸材料的补泻作用，选择适宜病症的隔灸材料，才能更好地发挥疗效。

## 六、施灸顺序

关于隔物灸的施灸顺序，古代文献有明确记载。《千金要方》曰："凡灸当先阳后阴，从头向左而渐下，次后从头向右而渐下，先上后下。"《千金翼方》曰："凡灸先发于上，先上后下；先发于阳，后发于阴。"《明堂灸经》曰："先灸上，后灸下；先灸少，后灸多，宜慎之。"也就是说，施灸的顺序应先灸阳经，后灸阴经；先灸上部，再灸下部。就壮数而言，先灸少数而后灸多数；就艾炷大小而言，先灸艾炷小者，而后灸大者。以上为隔物灸施灸的一般规律，在应用隔物灸疗法时可参考应用，但需要结合病情，灵活掌握，不能拘泥不变。如灸治脱肛时，应先灸背脊穴区与关元穴区以益气固脱，后灸百会穴区以升阳举陷，便是先灸下而后灸上之例。又如，铺灸治疗心绞痛，先灸膻中穴区以行气活血止痛而救心痛之急，后灸背腧穴区以调理脏腑功能以治根本，此属先灸胸而后灸背、先灸阴而后灸阳之例。

## 七、选穴与配穴

隔物灸的选穴与配穴参考艾灸的选穴与配穴。

### （一）选穴原则

（1）局部取穴。用艾灸直接作用在病灶（古人称之为阿是穴或天应穴），或在病灶周边取穴，称之为局部取穴。两者都是以调整局部功能为主、提高全身机能为辅的一种取穴法，因为病灶器官临近的各穴均具有区域性的就近治疗的作用。例如，头部各穴均能治头痛，眼眶各穴均能治目疾，耳郭周围各穴均能治耳病，腹部各穴均能调理肠胃，腰骶各穴均能作用于前后阴及泌尿系统，胸背诸穴均能作用于心肺，四肢诸穴均能作用于关节。局部取穴具有改善病灶处血管和淋巴管的功能。艾灸局部能使病灶处的血液循环和淋巴循环重新再建，增强局部的营养，加速新陈代谢，促进渗出物的吸收，减轻水肿和消退炎症。

（2）远端取穴。用艾灸作用于远离病灶的经穴，称之为远端取穴，是由远及近，以提高全身机能为主、改善局部状况为辅的一种取穴方法。例如，胃胀可取足三里穴，腰痛可取委中穴等。远端取穴具有调整全身功能、激发经气流行的效果。

## （二）配穴原则

（1）本经配穴法。某一脏腑经脉发生病变时，选取某一脏腑经脉的腧穴，配成处方。例如，肺病咳嗽，可取肺经募穴——中府穴，同时远取本经之尺泽、太渊。

（2）表里经配穴法。本法是以脏腑、经脉的阴阳表里配合关系作为配穴依据，即某一脏腑经脉有病，取其表里经腧穴组成处方施治。在临床上常取相表里二经的腧穴配合应用。

（3）上下配穴法。本法是腰部以上腧穴与腰部以下腧穴配合应用的方法。上下配穴法在临床应用非常广泛，如治疗胃病取内关、足三里，治疗咽喉痛、牙痛取合谷、内庭，治疗脱肛取百会、长强等。

（4）前后配穴法。前指胸腹，后指背腰，选取前后部位腧穴配合应用的方法称为前后配穴法。前为阴，后为阳，故此法亦称腹背阴阳配穴法。

（5）左右配穴法。本法是选取肢体左右两侧腧穴配合应用的方法。临床应用时，一般左右侧腧穴同时取用，以加强协同作用。如心病取双侧心俞、内关，胃痛取双侧胃俞、足三里等。

## 八、适应证

（1）内科病症：感冒、慢性支气管炎、慢性肺源性心脏病、冠状动脉粥样硬化性心脏病、膈肌痉挛、慢性胃炎、胃下垂、胃及十二指肠溃疡、病毒性肝炎、肝硬化、慢性胆囊炎、泄泻、慢性肾小球肾炎、尿潴留、类风湿关节炎、痛风、贫血、白细胞减少症、白血病、中风后遗症、重症肌无力、肌萎缩、肺结核、腹中积块等。

（2）外科病症：腱鞘炎、血栓闭塞性脉管炎、脱肛、股骨头坏死、颈椎病、肩周炎、强直性脊柱炎、腰肌劳损、腰椎间盘突出症、腰椎骨质增生症、梨状肌综合征、非特异性肋软骨炎等。

（3）男科、妇科病症：阳痿、早泄、遗精、男性不育症、慢性前列腺炎、痛经、闭经、慢性盆腔炎、排卵障碍性不孕、乳腺增生、产后身痛等。

（4）儿科病症：小儿麻痹后遗症、遗尿、小儿泄泻等。

（5）神经科病症：震颤麻痹、癫痫、血管神经性头痛、眶上神经痛、面神经麻痹、三叉神经痛、肋间神经痛、臂丛神经痛、坐骨神经痛、末梢神经炎、足底痛等。

（6）五官科、皮肤科病症：鼻窦炎、过敏性鼻炎、神经性耳聋、神经性皮炎、带状疱疹等。

## 九、禁忌证

（1）极度疲劳、过饥、过饱、酒醉、大汗淋漓、情绪不稳定者忌灸。

（2）女性月经期或妊娠期忌灸。

（3）皮薄、肌少、筋肉结聚处忌灸。例如，女性的腰骶部、下腹部，男女的乳头、会阴部等处忌灸。

（4）大血管处、心脏部位忌灸；眼球属颜面部，忌灸。

（5）传染病、高热、昏迷、抽风期，或身体极度衰竭、形销骨立者忌灸。

（6）肝阳头痛、咳血、吐血、心悸、心动过速、血压过高、中风早期、白喉、大叶性肺炎、肺结核晚期者忌灸。

（7）无自制能力者如精神病患者等忌灸。

## 十、操作流程

### （一）操作前准备

（1）护士准备：①双人核对医嘱。②仪表端庄，着装整洁；洗手，戴口罩。

（2）患者准备：协助排空二便，取适宜体位，注意保护患者隐私。

（3）物品准备：间隔物、艾炷、治疗盘、打火机、线香、镊子、弯盘（广口瓶）、纱布，必要时准备浴巾、屏风、万花油。

（4）环境准备：环境安静、整洁，温度适宜，用火安全，光线充足。

### （二）评估

评估有无妊娠、出血性疾病、过饥、过饱等灸法禁忌证，以及对疼痛的耐受程度、局部皮肤情况等。

### （三）告知

告知患者施灸操作方法，嘱患者在施灸过程中若出现头昏、眼花、恶心、颜面苍白、心慌、出汗等不适现象时，应及时告知。

### （四）施灸

（1）用毛巾清洁皮肤。

（2）在施灸部位放置间隔物及艾炷，点燃艾炷施灸。

（3）施灸过程中注意观察患者局部皮肤的颜色变化，询问患者有无不适，根据患者的感受或艾炷燃烧情况更换艾炷，以患者皮肤出现红晕为度。

（4）施灸后观察患者皮肤情况，若有艾灰，用纱布清洁局部皮肤。协助患者着衣，取舒适卧位。整理用物。

（5）施灸后冬季应避免患者感受风寒，夏季应避免风扇、空调直吹施灸部位。

### （五）注意事项

（1）施灸过程中施灸者必须思想集中，切忌在施灸时分散注意力，以免烫伤患者，造成新的隐患。

（2）根据艾灸的需要，以及患者的舒适度确定施灸体位，并根据处方找准部位、穴位，以保证施灸的效果。

（3）孕妇腹部、腰骶部不宜施灸。

（4）施灸时需要暴露部分体表部位，应注意保暖，尤其在冬季。夏季高温时须注意防中暑，同时还应注意室内温度的调节，打开换气扇，保持空气流通。

（5）应熟练掌握施灸顺序。如果灸的穴位多且分散，应按先背部后胸腹、先头身后四肢的顺序进行。

（6）有些病症必须注意施灸时间，如失眠症患者须在临睡前施灸。空腹、过饱、极度疲劳或对灸法恐惧者，应慎施灸。

（7）应循序渐进地施灸。初次使用灸法须注意掌握好刺激量，先小剂量，如用小艾炷，或灸的时间短一些、壮数少一些，逐渐加大剂量，不可贸然用大剂量。

（8）防止晕灸。晕灸虽不多见，但患者晕灸时会出现头晕、眼花、恶心、面色苍白、心慌、出汗等症状，甚至发生晕倒。发现患者晕灸，应立即停灸，令其静卧，再加灸百会及足三里穴，温和灸10分钟左右。

（9）施灸过程中患者可能会出汗，这种现象可能会持续几天或更久，无须担心。

（10）有些患者灸后会出汗一段时间，并起红疹或硬疙瘩，这是一种排毒的表现。一般继续艾灸后红疹会慢慢消失；边艾灸边按摩，硬疙瘩也会慢慢消失。

（11）有的患者灸后出现咽喉肿痛、牙痛等现象，此时须多喝水，亦可喝一些绿豆粥；严重者须停灸，等症状消失后再继续艾灸。上述症状可能反复发生，一般反复几次后会自然消失。

（12）有些患者灸后会出现头晕、耳鸣，甚至眩晕等反应，可以停止艾灸，休息几天再灸。

（13）施灸后局部皮肤出现微红、灼热属正常现象，无须处理，会自行消失。若施灸过量，时间过长，局部可出现水疱。若水疱未擦破，小水疱可自行吸收；较大的水疱可用无菌注射器抽吸疱液，再涂以烫伤油或消炎药膏等，外用消毒敷料保护。

（14）灸疗期间，应保持良好的饮食生活习惯，忌食辛辣、刺激性食物，清淡饮食；忌过饥、过饱；保持愉悦的心情，多参加户外运动。

## 十一、异常情况的处理与预防

### （一）晕灸

在施灸过程中，一旦患者有先兆晕灸症状，应立即处理。灸疗结束后，嘱患者在诊室休息5~10分钟后方可离开，以防延迟晕灸。具体处理方法如下：

（1）轻度晕灸。应迅速停止施灸，将患者移至空气流通处，抬高双下肢，头部放低（不用枕头），静卧片刻即可。若患者仍感不适，给予温开水或热茶饮服。

（2）重度晕灸。立即停灸，令患者平卧，若情况紧急，可令其直接卧于地板上。据文献报道，此类患者在百会及足三里穴艾灸有较好的效果。方法是点燃艾条后在百会上行雀啄式温灸，不宜离头皮太近，以免烫伤，直至患者知觉恢复、症状消退。必要时配合施行人工呼吸，注射强心剂或针刺水沟、涌泉等。

## （二）皮肤瘙痒

灸后局部皮肤红肿，无明显不适可不予处理；但自觉瘙痒、灼痛等明显不适，可外涂万花油等减缓刺激。

## （三）皮肤发疱

局部皮肤出现水疱，应穿着柔软衣服，或外覆盖纱布，避免摩擦水疱，防止水疱破损，外涂氧化锌软膏、万花油等烫伤软膏。水疱破损者需要外科处理。

## （四）灸疗过敏

有局部或全身过敏性皮疹者，一般于停止艾灸后几天内自然消退。其间宜遵医嘱应用抗组织胺、维生素 C 等药物，多饮水。若兼有发烧、皮肤瘙痒、口干、烦躁不安等症状时，可遵医嘱应用皮质类激素，如强的松，每日服 20～30 mg。中药凉血消风方剂也有效果。当表现为面色苍白、大汗淋漓、脉象细微时，除肌内注射抗组胺药物外，还可肌内注射或静脉注射肾上腺素；必要时，注射肾上腺皮质激素等药物。

# 第八节　雷火灸

## 一、概述

雷火灸是一种创新型灸法，在古代雷火神针的基础上创新发展而成。临床较常用的是赵氏雷火灸。其植物药炷粗 3 cm，主要药物成分是麝香、硫黄、乳香、没药、全蝎、冬虫夏草、红花等，燃烧时最高温度可达 240 ℃，燃烧时会产生大量的药化因子、热辐射和远近红外线。雷火灸的特点：一是药力峻、火力猛、渗透力强；二是以病灶部位为主的"以面罩位带穴"的治疗手法，灸疗面广。因此，雷火灸对于某些疾病能起到立竿见影的疗效。雷火灸具有热辐射力，对机体的热效应较大。雷火灸在燃烧时还会产生远近红外线，可渗透到人体深部组织，可达内脏、骨骼、神经、淋巴、血液循环、内分泌系统等，渗透深度在 10 mm 以上，从而促进各系统的生理功能，增强人体的抵抗力。使用雷火灸灸病灶部位时，主要灸病灶部位所在体表的大面积皮肤组织。灸腧穴时，由于雷火灸形态粗壮，所产生的灸疗面积也比其他任何灸法更广。雷火灸有通经活络、活血化瘀、消肿止痛、追风除湿、散瘿消瘤、扶正祛邪之功能，较其他灸法功效更强。

## 二、沿革

从明代开始出现"雷火神针"的概念，这是关于雷火灸最早的记载。近代，重庆赵时碧医生成立了雷火灸研究室，并编著出版《中国雷火灸疗法》一书，将雷火灸向国内外推广。

雷火灸材料的发展：雷火灸材料从古代使用的树枝发展到专用艾叶，再到近代赵时碧医生使用多种药物混合艾叶制作成的艾条，这种艾条的燃烧对疾病治疗的效果优于传统艾叶制作的艾条。

灸的种类：可分为火热灸与非火热灸两大类。火热灸中又有悬灸与实按灸两种。雷火灸属于实按灸，其治疗方法是点燃后用七层棉纸垫着进行烫灸。明代实按灸还有专门的医师和门诊，多用于治疗风湿寒痹、闪挫肿痛疾病。近代，雷火灸种类繁多，除了实按灸外，还可以使用包括悬灸在内的多种操作手法及借助灸具施灸，可见灸法得到了长足的发展。

### 三、理论依据

雷火灸利用药物燃烧时产生的热辐射、远近红外线和药化因子、物理因子，通过脉络和腧穴的循经感传共同起到温通经络、调节人体机能的作用，从而治疗人体疾病，是以现代医学理论为指导，以中医经络学说为基础，通过火热、红外线辐射力与药力在人体面、位、穴的强力渗透，来调节人体经络和体内循环的一种治病方式。

雷火灸与艾条灸温度的比较：若雷火灸火头距离皮肤1 cm，灸1分钟最高温度可达240 ℃（吹掉燃烧表面灰头时），最低温度200 ℃（保留燃烧表面灰头时），温差40 ℃，平均温度220 ℃；普通艾条火头距离皮肤1 cm，灸1分钟最高温度可达90 ℃（吹掉燃烧表面灰头时），最低温度65 ℃（保留燃烧表面灰头时），温差35 ℃，平均温度78 ℃。

雷火灸的物理学基础：雷火灸具有很强的热辐射作用，它燃烧时产生大量远红外线，组成一个大的红外线网，通过刺激皮肤感受器，起到温热刺激的作用，通过神经传导，可渗透到深部组织产生刺激作用，对增强组织细胞代谢、体内循环、神经系统的反射、内分泌系统的调节、免疫系统功能的提高均起到了比其他灸疗更明显的作用。

### 四、工具

雷火灸使用雷火灸灸条与专用灸具。

#### （一）雷火灸灸条

雷火灸可达到各种灸法的治疗目的，还可扩大疗效，以及治疗的病种范围。雷火灸根据人体解剖学、灸疗基础理论、阴阳五行学说、脏腑学说、经络学说，按中药学的性味归经重新组合灸条方剂。以各灸疗的方与法，根据证候群和辨证要领或增或减，组成不同的雷火灸。其燃烧时产生的温热效应增大，放射出的远近红外线形成红外线网，较普通灸法产生的渗透力更强，从而对人体组织产生功效。雷火灸灸条的配方：主方为沉香、乳香、木香、干姜、乌梅、麝香、红花等中药加上艾绒制成药艾条。主方攻补兼施，可温经散寒、活血化瘀、消痰除湿、消肿止痛、散瘿消瘤、扶正祛邪。根据证候群再增加相应药物。例如，用于减肥，加月见草、荷叶（降脂肪）；治疗鼻炎类疾病，加苍耳子、板蓝根（增加消炎、消肿的作用）。主方中的沉香、乳香、木香等属油质芳香类木质，燃烧时除了散发出芳香气息增加艾绒的芳香作用外，其油性成分还有助于其他物质燃烧，这也是雷火灸的温度较普通灸法的温度增加若干倍的原因之一。

### （二）雷火灸常用灸具及其使用方法

#### 1. 雷火灸棒式悬灸

（1）扭开盒中部，将长 10 cm、直径 3 cm 的圆柱形的整支植物灸条插在盒内，用大头针插入盒口小孔以固定灸条。

（2）点燃灸条柱顶端，将火头对准施灸部位，距离皮肤 2~3 cm（注意随时吹掉艾灰，保持火头红火），以灸至皮肤发红、深部组织发热为度（注意用灸适度，避免烫伤）。

（3）火燃至盒口，取出大头针，拉开底盖，用拇指推出灸条，再用大头针固定继续使用。不用时取出大头针，盖上盒盖使其灭火（注意检查灭火情况，以防火患）。

#### 2. 梅花灸

梅花灸灸具是由 2~5 个上体能转动的圆形木制体构成，并形成星体形状，星体上连接一个灸柄，灸柄长 15~16 cm。圆形木制上体为长 0.2 cm、直径 3 cm 的圆形内空凹陷面，0.2 cm 高度处四周有 3 个穿大头钉的孔，以固定一半灸条。灸条靠内方向包装的纸燃烧至凹陷时，可以用手扭动木制体，把灸条的外侧转至易燃烧的内侧，使灸条燃烧均匀。但不能让灸条燃过 0.2 cm 的凹陷高度，这时可以用 2~5 个悬灸盖同时把梅花灸灸具上的火头灭掉。

#### 3. 灸盒

雷火灸灸盒为专用灸盒，有单孔灸盒、双孔灸盒、三孔灸盒及四孔灸盒 4 种，每次一个孔使用半支灸条，可将灸条从中间切断后点燃断端，火头向下装入灸盒，放在施灸部位上后，用大毛巾把整个灸盒覆盖在施灸部位上，尽量让燃烧的烟雾不向外泄漏，使灸盒覆盖区域形成高浓度药区，增加疗效。每 20~30 分钟调节 1 次高度，以患者能承受的温度为宜。

#### 4. 雷火灸灸具用后的处理

（1）灸盒。雷火灸燃烧时会产生焦油、艾灰并附着在灸具上，用水难以清洗，还会造成灸盒的合成板变形、开裂，钢网的细孔若用水洗，则在使用时易被焦油和艾灰堵塞而影响治疗效果，因此应使用酒精棉片、酒精棉球或含 75% 酒精的纱布，将盒体内外侧、不锈钢空心管内外壁、钢网盒盖内外侧擦洗干净，再用清水冲洗，晾干备用。

（2）悬灸棒。弹净悬灸棒内的艾灰，悬灸棒外侧用 75% 酒精擦拭。

（3）梅花灸灸具。用酒精棉片、酒精棉球或含 75% 酒精的纱布擦拭灸具。

## 五、操作手法

### （一）雀啄灸

火头对准施灸部位或穴位，做形如雀啄食的动作，火头距皮肤 1~2 cm。此方法多

用于泄邪气。（图 1-2）

### （二）小回旋灸

火头对准应灸的部位或穴位，做固定的圆弧形旋转，距离皮肤 1～2 cm 为泻。（图 1-3）

### （三）螺旋形灸

火头对准应灸部位中心点，螺旋式旋转至碗口大，并反复操作，一般距离皮肤 1～2 cm，做顺时针方向旋转。（图 1-4）

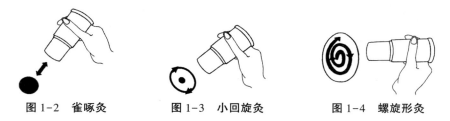

图 1-2　雀啄灸　　　图 1-3　小回旋灸　　　图 1-4　螺旋形灸

### （四）横行灸

火头悬至病灶部位之上，灸时火头左右摆动，距离皮肤 2～3 cm 为平补平泻，距离皮肤 3～5 cm 为补。（图 1-5）

### （五）纵行灸

火头悬至病灶部位之上，灸时火头上下移动，距离皮肤 2～3 cm 为平补平泻，距离皮肤 3～5 cm 为补。（图 1-6）

### （六）斜行灸

火头悬至病灶部位之上，灸时火头斜行移动，距离皮肤 1～2 cm 为泻，距离皮肤 3～5 cm 为补。此方法在治疗鼻炎等疾病时常被采用。（图 1-7）

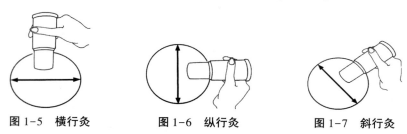

图 1-5　横行灸　　　图 1-6　纵行灸　　　图 1-7　斜行灸

### （七）拉辣式灸

此为雷火灸创新手法。用示指、中指、无名指平压穴位皮肤，指尖处为施灸部位，手指往后移，火头随指尖移动，距离皮肤 2 cm。用时保持火头红火，患者皮肤应有灼热

感。(图 1-8)

### (八) 摆阵灸

用单孔、双孔或多孔灸盒,根据患者的病情在其身体部位用 2 个或 2 个以上的灸盒平形、斜形或丁字形摆出横阵、竖阵、斜阵、丁字阵等。(图 1-9)

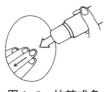
图 1-8 拉辣式灸

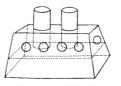
图 1-9 摆阵灸

## 六、雷火灸的得气及补与泻

雷火灸施灸与其他灸一样,均讲究手法。雷火灸施灸属非侵入疗法,即悬灸疗法。它的得气、补泻手法的操作,与灸感程度、施灸时间、用药量、距体表的距离、机体呈现的红晕有关。

### (一) 得气

雷火灸得气分补法得气与泻法得气。

(1) 补法得气:雷火灸火头距离皮肤 3~5 cm,施灸时间 5~10 分钟,皮肤慢慢呈现淡红色红晕或肌肉软组织呈现柔软状态,皮肤温度增加,此为补法得气。

(2) 泻法得气:雷火灸火头距离皮肤 1~2 cm,悬灸时间 0.5~1 分钟,皮肤呈现红晕或皮肤温度急剧增加,患者有刺痛感,此为泻法得气。得气后为 1 壮,必须用手触摸施灸部位皮肤,待皮肤温度降低后再反复施灸。

### (二) 补法

雷火灸火头距离皮肤 3~5 cm,灸疗时间 20 分钟左右,以皮肤能承受的温度为宜,热度逐渐向深部组织渗透,缓吹灰,使其自然燃烧,为雷火灸之补法。

### (三) 泻法

(1) 雷火灸火头距离皮肤 1 cm:①雀啄法。速吹灰,保持火头红火,每雀啄 5、7、9、11 次为 1 壮(根据年龄与患者承受力确定几次为 1 壮),速吹灰,保持火头红火。②固定小旋灸法(顺时针)。速吹灰,保持火头红火,每旋转 7、9、11 次为 1 壮(根据年龄与患者承受力确定几次为 1 壮),速吹灰,保持火头火红。以上两种手法,每灸 1 壮要用手掌或手指平压一下被灸处的皮肤或腧穴,以降低皮肤的温度,便于再次施灸,反复各灸 5、7、9 壮,灸至皮肤发红、深部组织发热。

(2) 火头距离皮肤 2 cm:速吹灰,保持火头红火,在患部及其周围灸 10~20 次,前后、上下连续灸20~30分钟,其中每移动20次用手掌按压被灸皮肤1次,灸至皮肤发红、深部组织发热。

(3) 十指冲:分手指十指冲和足趾十指冲,部位是手指或足趾末端前侧面。十指冲为泻法,尤其是泻脏腑邪热、止痛,效果显著。在减肥的灸疗中,配合十指冲治疗,效果显著。

### (四) 其他灸法

(1) 温灸泻法:自燃不吹灰,时间熏至30分钟以上,至被熏处软组织红晕、出汗、深部组织发热。

(2) 平补平泻法:灸时距离皮肤2~3 cm,3分钟左右吹火1次。在患处周围施灸时间为20~30分钟。

(3) 温灸摆盒(摆阵):灸疗时间小于20分钟为补法,20~30分钟为泻法。

## 七、施灸顺序

雷火灸的施灸顺序为:从上到下,从阳到阴,从左到右,从背到腹,从少到多。即灸时应从头到胸腹再到四肢;先灸阳经穴位,再灸阴经穴位;先灸左侧,再灸右侧;先灸背部,再灸腹部;灸的时间从短到长,灸的穴位从少到多,应遵循循序渐进原则。

## 八、选穴

根据病情选择适当的腧穴。雷火灸选用的腧穴一般为与病灶部位相邻近的、较为敏感的2~3个穴位,病灶部位相关经络上的远端穴位较少选用。在灸疗腧穴时,对腧穴部位多使用雀啄法或小回旋灸法。使用泻法时灸条距离皮肤1~2 cm,使用连续雀啄法,每灸5、7、9次为1壮,每壮之间要用手压一下被灸疗部位;使用补法时距离穴位部皮肤3~5 cm,采用小回旋灸法,每灸6、8、10次为1壮,每壮之间用手摸被灸部位。灸的壮数以皮肤发红、深部组织发热为度,一般灸5~8壮。注意每数到5、7、9次或6、8、10次时,要稍停顿1~2秒,可加大热辐射的渗透力,治疗效果会更好。雷火灸的火头直径为3 cm,灸疗腧穴所在的部位就可以起到热量的感传作用。例如,灸环跳穴,热传感常可传到大腿、小腿,至足跟部。有时需要在病灶部位内使用腧穴,如使用腹部神阙、气海、关元等腧穴进行减肥。

## 九、适应证

(1) 消化系统疾病:急慢性肠炎、胃炎、消化性溃疡、食管贲门失迟缓症、胃下垂、慢性胰腺炎、便秘、痞满。

(2) 呼吸系统疾病:感冒、慢性支气管哮喘、肺气肿、慢性支气管炎。

(3) 内分泌系统疾病:甲状腺功能亢进症、糖尿病、痛风、更年期综合征。

（4）神经系统疾病：神经性头痛、面神经炎、三叉神经痛、坐骨神经痛、多发性神经炎、肋神经痛、末梢神经痛、失眠、眩晕。

（5）循环系统心脑血管疾病：窦性心律不齐、冠心病、高血压、中风、病毒性心肌炎、血栓闭塞性脉管炎、短暂性脑缺血发作、心血管神经症。

（6）五官科疾病：近视、散光、弱视、干眼症、眼结膜炎、麦粒肿（睑腺炎）、白内障、青光眼、中耳炎、耳鸣、耳聋、过敏性鼻炎、肥厚性鼻炎、萎缩性鼻炎、鼻窦炎、慢性咽炎、慢性喉炎、牙痛、口腔溃疡、失声。

（7）皮肤科疾病：湿疹、带状疱疹、荨麻疹、冻伤、神经性皮炎、疣、白癜风、斑秃、银屑病、阴虱病、痤疮、妊娠斑、黄褐斑、雀斑、酒糟鼻、眼袋、黑眼圈、皮肤溃疡。

（8）肿瘤疾病：癌痛、失眠、放化疗后胃肠道反应。

（9）其他疾病：肥胖、不孕不育、阳痿早泄、卵巢早衰等。

## 十、禁忌证

（1）眼外伤、青光眼、眼底有明显出血或充血症状，以及各种病症的出血期忌用。

（2）高血压并发症、心力衰竭、发热忌用。

（3）孕妇及崩漏患者慎用。

（4）哮喘患者避免吸入烟雾，在通风良好处使用。

（5）对老年人、儿童，用灸时间宜缩短，禁用猛灸手法。

## 十一、操作流程

### （一）操作前准备

（1）护士准备：①双人核对医嘱。②仪表端庄，着装整洁；洗手，戴口罩。

（2）患者准备：协助排空二便，取适宜体位，注意保护患者隐私。

（3）物品准备：治疗盘、雷火灸条、雷火灸盒、打火机、弯盘、酒精灯、小口瓶、清洁方纱2块、手消毒液、大毛巾2条、弯盆、刮灰匙、手柄、计时器、万花油，必要时准备屏风。

（4）环境准备：环境安静、整洁，温度适宜，用火安全，光线充足。

### （二）评估

评估患者临床表现、施灸部位的皮肤情况、心理状况。

### （三）告知

告知患者施灸操作目的及方法，取得其配合。

**（四）施灸**

（1）协助患者取舒适体位，暴露施灸部位，注意保暖。

（2）定穴：确定腧穴部位，以指痕作标志。

（3）点燃雷火灸条，用酒精灯或酒精棉球点燃灸条一端。

A. 灸盒法：将点燃的灸条火头朝下放入温灸盒中，盖上木塞，将灸盒放置于施灸部位，火头距离皮肤4～5 cm，用大浴巾盖严，灸20～30分钟。

B. 手持灸法：将点燃的灸条固定在悬灸棒上，手持悬灸棒，将点燃的一端对准施灸穴位，随时刮去艾灰，灸至局部皮肤出现红晕。

（4）施灸过程中观察患者反应，询问患者有无不适，或有无灼痛感，并及时调整火头与皮肤的距离。

（5）施灸结束后将雷火灸条插入灭火瓶灭火。用纱布清洁施灸部位皮肤，观察局部皮肤情况。取舒适体位。整理床单元。询问患者感受，告知其注意事项并致谢。

（6）在治疗单上详细记录雷火灸治疗的客观情况，签名。

**（五）注意事项**

（1）手法悬灸：施灸时火头应与皮肤保持用灸距离，切忌火头接触皮肤。及时对灸条吹灰，保持火头红火。随时注意患者表情，以患者能忍受为度。每壮之间移开火头，用手压一下皮肤，使之降温。

（2）使用灸盒时要注意随时移动，即用盖灸盒的毛巾垫到灸盒底下，灸盒抬高的距离为一个火头的距离。施灸的时间不宜过长，以防烫伤。

（3）施灸过程中注意对患者其他暴露部位的保暖，冬季尤需注意。

（4）施灸后2小时内勿洗澡、生冷饮食、吹风受凉，宜多喝温开水。

（5）对体质虚弱、神经衰弱的患者，治疗时火力宜小；精神紧张的患者，应消除其思想顾虑；饥饿的患者应先进食后施灸。

## 十二、异常情况的处理与预防

（1）水疱：体内寒湿较重可能会出现水疱。小水疱无须特殊处理；大水疱用无菌针刺破并吸出液体，无菌操作，避免感染。

（2）痒：体内有风邪，待风邪排出后，发痒情况会逐渐消失。不得用手搔抓皮肤，以免损伤皮肤。

（3）红疹：体内风、湿、寒较重，可加灸曲池、大陵，或刺络放血。

（4）疼痛：为体内经气被激发并与病灶的邪气相搏时的身体反应。可继续施灸，疏通相关经络。

（5）局部皮肤凉：相应经络不通，阳气到达不了，相应的脏腑功能下降。应继续施灸，加强运动。

（6）口渴：属上实下虚，应继续施灸，灸后喝一杯温淡盐水。

# 第九节　火龙灸

## 一、概述

火龙灸又称火疗，是根据酒精燃烧各种火疗药液产生的热力和空气对流的原理，刺激体表穴位和病位，通过经络传导，激活人体脏腑经络的功能，起到调整机体阴阳气血的作用。

它既利用灸疗对经络热效应的作用，又结合了药物贴敷，将药物通过经络渗入人体的原理，从而改善人体局部血液循环，疏通经络，调节阴阳平衡，扶正祛邪，防病治病，强身健体。

## 二、沿革

火疗的文献记载可追溯到春秋战国时期。1973年，湖南长沙马王堆三号墓出土的帛书《足臂十一脉灸经》《阴阳十一脉灸经》是已知最早关于经脉的专著，也是首次记载火灸疗法的医学典籍。秦汉是针灸医学形成的重要时期，产生于秦汉之际的《黄帝内经》，将灸法作为一个重要内容进行系统介绍，强调"针所不及，灸之所宜"（《灵枢·官能》），《黄帝内经》在一定程度上奠定了火灸疗法的基础。

## 三、临床应用

火龙灸不仅能防治体表病症，也可防治脏腑疾病；既可治疗慢性病，又能救治某些急性重症。火龙灸有以下几方面的功能：

（1）温通经脉。经脉气血不畅可生百病。元代医家朱丹溪说："血见热则行，见寒则凝。"此即凡是一切气血运行凝涩、内无热象的疾病都可用温热的方法来进行治疗。《灵枢·刺节真邪》说："脉中之血凝而留止，弗之火调，弗能取之。"即火疗的温热刺激有温经散寒、通痹、活血的作用，可加快经脉气血的运行，对气血因寒留滞凝涩而引起的腹胀、腹泻、风湿痹证、咳嗽气喘，或各种原因引起的痛证，治疗效果甚为理想。

（2）行气通络。经络布于全身，正常的气血在经络中循环运行。若因外感六淫，或跌仆损伤，导致人体局部经络受阻、气血凝滞，即可出现疼痛或一系列功能障碍。循经火疗可起到调和气血、疏通经络、缓解疼痛、恢复功能的作用，用于治疗糖尿病、前列腺炎、前列腺肥大、颈腰椎病变、腰肌劳损、骨质增生、不孕不育、扭挫伤、跌打损伤、冻伤等病。

（3）扶阳固脱。人体的正常生理活动以阳气为本，张景岳谓"阳强则寿，阳衰则夭"。循经火疗具有显著的温阳作用，结合经络穴位及药物功能可达到救脱的目的，用于治疗休克、胃下垂、子宫脱垂、结肠炎等疾病。

(4) 修复皮肤组织。皮肤是人体最大的代谢器官，有丰富的毛细血管、神经和淋巴网络，是人体的"保护墙"。循经火疗通过促进皮肤局部血液循环及代谢，温热刺激诱导局部皮肤肌肉产生激活免疫系统的物质，从而起到预防和治疗各种皮肤病的作用，适用于各种皮肤病及皮肤保养与护理，如用于治疗牛皮癣、白癜风、手脚癣、老年斑、蝴蝶斑等多种皮肤病。

(5) 解其表热（风寒）。循经火疗既可驱内寒，又可散表热，故寒热皆可治之。明代李梴的《医学入门》曰："热者灸之，引郁热之气外发，火就燥之义也。"即温热之法可以以热引热。火龙灸既能散内寒，又能清表热，对机体功能失衡可起双向调节作用，适用于卫郁表证（风热表证），对防治普通感冒和流行性感冒有较好效果。

## 四、工具

火龙灸的基本器具包括大小规格不同的纯棉毛巾若干、火疗药液、火酒或酒精、无毒保鲜膜、酒精喷壶、点火器、热水和保温衣被。

火龙灸药液的制备与保存：临床上根据病症配制多种火疗药液，如选择性地加入麻黄、桂枝、附子、干姜等辛温中药，起到温通经脉、行气通络、扶阳固脱等效果。以高度白酒或酒精浸泡药材，量以白酒或酒精液面高出药材平面 3～5 cm，密封放置阴凉处 7 天以上，随用随取，至液面减至药材平面时，续添白酒或酒精至稍微高出药材平面，随用随加。如果浸泡时间超过 1 个月，可将药液取出一半，另置于专用器皿密封备存，随用随添。原药材续添白酒或酒精至要求高度后再次浸泡 7 天以上。药材浸泡 3 次后，其药效减弱，应及时更换药材。

辨证论治是中医学的核心理论和实践方法，临床应用火龙灸时，其药液应根据患者的病症、体质对药材进行加减调整。药液的制备需要一定的时间，因此要提前准备。

## 五、操作手法、施灸间隔与周期

### （一）操作手法

将火疗液均匀地涂在施灸部位，加盖无毒保鲜膜，将火酒或酒精洒在一块折叠了 8 层的方形纯棉纱布垫上（纱布不能含有化学纤维成分，宽度应大于施治部位 3 cm 左右），以湿透纱布垫为度。另外取长 60 cm、宽 6 cm 的同质纱布及普通小毛巾各 1 条，分别用温水浸透后拧干备用。

将洒上火酒的纱布垫紧密、平整地贴于所要治疗的部位，再将纱布条拉直，稍旋拧，沿洒有火酒或酒精的纱布垫的内缘围上一圈（目的是要限制燃烧的范围，避免因火势蔓延而烫伤皮肤）。然后点燃纱布垫，待燃烧均匀、稳定后，将毛巾对折，快速、准确地将火盖严实。在缺氧的状态下，火自然熄灭，使施灸部位有舒适、温烫的穿透感。施灸部位应尽量放置于水平面，可使火均匀燃烧，避免烫伤治疗圈外的皮肤。注意控制好燃烧时间和温度，燃烧时间过长、温度太高会造成烫伤；燃烧时间不够，则达不到渗透治疗的目的。如此反复操作。火酒或酒精燃尽时应及时补充，并继续如上操作。严禁干烧纱布垫。一般情况下，一个部位可以灸4～6次。根据病情需要，辨证地选择阿是穴等相关穴位或病位进行火疗。

### （二）施灸间隔与周期

火龙灸每次施灸时间为20～30分钟，保温时间为1小时以上。急性病、实证每日1次，连续3～5次，若不愈，隔日1次，10次为一疗程；慢性病、虚证隔日1次，10次为一疗程。冬病夏治，三伏天治疗，1年为一周期；其他疾病1月为一周期。

## 六、补与泻

以火龙灸治病，应根据不同病证，采取不同点火、灭火手法，通过不同刺激时间和强度，起到或补或泻的作用。常用的补泻手法有迎随补泻法、轻重补泻法和时间补泻法三种。

### （一）迎随补泻法

（1）补法：顺经络（顺经络循行的方向）点火、灭火法。
（2）泻法：逆经络（逆经络循行的方向）点火、灭火法。

### （二）轻重补泻法

（1）补法：弱刺激为补。
（2）泻法：强刺激为泻。

### （三）时间补泻法

（1）补法：长时间为补。
（2）泻法：短时间为泻。

## 七、辅助手法

火龙灸的辅助手法主要有推、拿、揉、按、叩击及运动关节类手法。其临床应用目的为：

（1）确定治疗部位。首先根据病症选取适当的治疗部位或穴位，指导患者取合理体位，充分暴露施灸部位，并使患者舒适，方便操作。然后施灸者用一手拇指或多指，通过推、按、揉、拨等手法，触摸清楚火疗部位的组织厚薄、肌肉张力、阳性物（如结节，条索状、泡状软性物）的软硬、形状和大小，阳性反应区（如酸、痛、麻、木处）及最痛点、皮肤感觉情况等，再进行施治。施治时，阳性物、阳性反应区都要做重点刺激，以提高疗效。

（2）舒缓局部肌肉组织，缓解疼痛等阳性反应，松弛皮肤。采用火龙灸治病，无论是按部位还是按穴位进行，施灸者若能在施灸前配合相应的揉、拿、按、拨、叩击、运动关节等辅助手法，都能起到舒缓局部肌肉组织、缓解疼痛等阳性反应和松弛皮肤的效果，从而增强火龙灸的治疗效果。

## 八、适应证

（1）骨伤科疾病：颈椎病、肩周炎、腰肌劳损、关节炎、风湿疼痛、跌打损伤等。
（2）内科疾病：风寒感冒、胃痛、腹痛、脂肪肝、肾虚腰膝酸软、失眠多梦、盗汗、肥胖、水肿、慢性疲劳综合征等。
（3）妇科、男科疾病：月经不调、痛经、闭经、更年期综合征、阳痿、早泄等。
（4）头面五官疾病：面瘫、过敏性鼻炎、头痛、干眼症等。

## 九、禁忌证

（1）对酒精、中药过敏者禁用。
（2）女性月经期或妊娠期禁用。
（3）癌症、严重心脏病、严重糖尿病、肾功能不全者禁用。
（4）严重皮肤病（传染性皮肤病、创伤、大手术1年之内）、易出血疾病、血液病患者禁用。
（5）精神恍惚者、癫痫患者、严重高血压（收缩压170 mmHg以上）者慎用。
（6）热证、实证、阴虚患者禁用。

## 十、操作流程

### （一）操作前准备

（1）护士准备：①双人核对医嘱。②仪表端庄，着装整洁；洗手，戴口罩。
（2）患者准备：协助排空二便，取适宜体位，注意保护患者隐私。
（3）物品准备：小盆2个、治疗碗（内盛火龙灸药液）、敷布、纱布数块、温水（55 ℃左右）、毛巾数块、喷洒壶（内装95% 酒精）、镊子2把、打火机、防火毯、弯盘、手消毒液。
（4）环境准备：环境安静、整洁，温度适宜，用火安全，光线充足。

### （二）评估

评估患者临床表现、既往史、年龄、心理状况、凝血机制、对热的耐受度、过敏史、治疗部位皮肤情况，女性是否处于妊娠期或经期，以及舌苔、脉象、体质。

### （三）告知

告知患者施灸操作方法，嘱患者施灸过程中若出现头昏、眼花、恶心、心慌、出汗等不适情况时，应及时告知。

### (四) 施灸

(1) 选择与施灸部位大小相适合的毛巾与敷布。将敷布放入火疗药液中充分浸湿，并将3块毛巾放入温水中浸湿。用纱布清洁局部皮肤，用干毛巾铺于施灸部位周围，建立防火区，确认周围无易燃物品。将大毛巾铺于施灸部位，用镊子将敷布拧至不滴液并铺于施灸部位，在敷布上覆盖一层干毛巾，再将2条湿润毛巾逐层铺于干毛巾上。在温湿毛巾中心及周围均匀喷洒适量的酒精，周边留取2～4 cm，用打火机点燃酒精，使火迅猛燃烧20秒左右。

(2) 待燃烧均匀、稳定后，用小毛巾快速、准确地将火盖严实，同时辨证选取穴位，双手同步点压，根据患者体质、年龄、治疗部位、耐热程度，反复多次点火和点压。施灸过程中注意观察患者局部皮肤颜色变化，询问患者有无不适。在缺氧的状态下，火自然熄灭，施灸部位有舒适、温烫的穿透感。

(3) 施灸结束后将毛巾取下，观察施灸部位皮肤有无烫伤、过敏、出汗，清洁皮肤，撤去防火毯。

(4) 协助患者着衣，取舒适卧位，注意保暖。整理床单位与用物。

(5) 施灸后，冬季应避免感受风寒，夏季应避免风扇、空调直吹施灸部位。

### (五) 注意事项

(1) 不可空腹施灸，应饭后1小时再做治疗。施灸前后应多喝温水，施灸后应在床上平躺45分钟。

(2) 施灸过程中施灸者应集中注意力；布蘸取的药液要适量，过多则患者不能耐受，过少则火力不足影响疗效；火候要适中，以患者能耐受、感到舒适为度。

(3) 施灸结束后用羊油脂或火疗液搓揉患处，促使火力不外泄，直透关节，达周身，温煦脏腑，调和气血。

(4) 施灸后，夏天6小时、冬天12小时内不能洗澡。

(5) 根据《消毒技术规范》和《医疗废物管理条例》分类处理火龙灸用物。毛巾专人专用，一用一清洗并消毒，无毒保鲜膜一次性使用。

## 十一、异常情况的处理与预防

### (一) 烫伤

(1) 合理建立防火区，操作时思想集中，动作稳、快、准。酒精喷洒要均匀，防止洒落；不可溅到皮肤和衣服上，以免烧伤。随时询问患者感受，以患者耐受为度。

(2) 若不慎烫伤，应立即用流动水冲洗，水疱较小者不必处理，可自行吸收；水疱较大者，用无菌注射器抽吸液体，做好换药工作，预防感染。若发生大面积烫伤，应及时请烧伤科医生会诊。

### （二）灸疗过敏

（1）评估患者过敏史。
（2）治疗过程中严密观察患者生命体征、局部皮肤情况，及时询问患者有无不适症状，若出现呼吸急促、血压下降、心率加快，以及皮肤苍白、红斑、水疱、痒痛等症状时，立即停止治疗，清洁残余药液，报告医生，配合处理。
（3）遵医嘱给予抗过敏药物内服或外用。

### （三）上火

（1）实热证、阴虚证患者，由于体内火旺可能会加重内热上火，不宜做此治疗。
（2）治疗前后应多喝温水。
（3）若发生上火现象，指导患者多饮水，或遵医嘱对症处理。

## 第十节　药线点灸

### 一、概述

药线点灸即壮医药线点灸疗法，是将用壮药炮制的苎麻线点燃后直接灼灸患者体表的一定穴位或部位以治疗疾病的一种方法。药线点灸通过药线珠火对局部皮肤的刺激与经络的传导，达到驱散风寒湿邪毒、调和气血运行、调理阴阳平衡、固本强身的作用，具有温通止痛、消瘀散结、固本强身的功效。

药线点灸主要是通过点灸时产生的热力和药物刺激穴位或人体局部，通过经络传导，调整人体气血，促使疾病转归和人体正气恢复，从而达到治疗疾病的目的。

### 二、沿革

药线点灸是流传于壮族民间的一种疗法，该疗法的传人龙玉乾是广西壮族自治区柳江县人，自幼接受祖传壮医药线点灸疗法，临床经验丰富，享誉区内外。1986年应聘到广西中医学院壮医门诊部工作。1988年开始主持柳州地区民族医药研究所工作。20世纪80年代，广西中医学院黄瑾明、黄鼎坚和广西民族医药研究所黄汉儒三位教授根据龙玉乾祖传的经验整理成《壮医药线点灸疗法》一书，并加以宣传推广，极大促进了药线点灸的发展。

### 三、药线的制备

（1）材料制作：将苎麻浸泡于水中，使其湿润，然后搓成大、中、小几种规格的苎麻线，大号直径约1 mm、中号0.7 mm、小号0.25 mm。将搓好的苎麻线泡在火灰水中10日，进行脱脂处理；也可以用5%纯碱水煮苎麻1小时，即可达到脱脂的目的。取出苎麻线，用清水洗净，晒干。

（2）药液制作：用麝香、山柰、干姜、姜黄、雄黄、冰片、乳香、没药、檀香、木香、桃仁、红花、当归尾、防风、赤芍、苏木、炮穿山甲、樟脑等药材适量，泡在75%酒精内，泡10日后过滤即成浸泡药线的药酒。

（3）药线浸泡：把处理好的苎麻线泡在上述药酒内10日，取出即成壮医点灸用的药线，将药线放在瓶内密封备用。

## 四、操作手法

### （一）轻手法

施灸时，火星接触穴位时间短、刺激量小者为轻手法。即操作时快速扣压，令珠火接触穴位即灭为轻手法，"以快对轻"。另外，在使用前将药线进一步搓紧，令其直径缩小，然后进行点灸，也会得到轻手法的效果。

### （二）重手法

火星接触穴位时间较长、刺激量较大者为重手法。即缓慢扣压，令珠火较长时间接触穴位为重手法，"以慢对重"。另外，把两条药线搓在一起，使之变粗，然后用其进行点灸，也会得到重手法的效果。

## 五、选穴

壮医药线点灸疗法的选穴既有自己独特的原则，又结合了中医针灸的取穴原则，在临床上取得了较好的疗效。

根据壮医的经验，药线点灸在临床应用时有7个取穴原则，即"寒手热背肿在梅，痿肌痛沿麻络央，唯有痒疾抓长子，各疾施灸不离乡"。

（1）寒手：指有畏寒发冷症状，属于寒证者，取手部三阳经穴位为主，如合谷、阳溪、阳池、后溪等。

（2）热背：指有发热或急性炎症，属于热证者，取背部、后头部穴位为主，如背八穴、大椎、风池、风门、肩外俞等。

（3）肿在梅：指有肿块或皮损类疾病者，在肿块或皮损中央取1点及边缘取4点，由5个穴位组成，形如梅花。临床上，对疱疹、皮疹、皮癣等皮损部位，采用梅花穴、葵花穴、莲花穴点灸。

（4）痿肌：指凡肌肉萎缩无力、瘫痪者，在该萎缩、萎软肌肉上选取主要穴位。

（5）痛沿：指凡痛症者，选取痛处（阿是穴）、邻近及与之相关联的穴位为主。

（6）麻络央：指麻木、知觉减退或障碍者，选取感知减退或缺失的区域内经穴进行治疗，对一些局部知觉过敏、脱毛或无汗的肌肤，亦常用此取穴法。

（7）抓长子：指凡因皮疹类疾病引起皮肤瘙痒者，选取首先出现的皮疹或最大的皮疹为主要穴位，如对于带状疱疹选取最先发的疹点施灸。

## 六、适应证

(1) 内科疾病：感冒、支气管炎、支气管哮喘、肺炎、心绞痛、高血压病、脑血管意外后遗症、急性胃炎、慢性胃炎、急性肠炎、慢性肠炎、慢性肾炎、偏头痛、血管神经性头痛、面神经麻痹、三叉神经痛、多发性神经炎、神经衰弱症、中暑等。

(2) 皮肤疾病：疔疮、痤疮、酒渣鼻、无名肿毒、蛇头疮、乳痈、甲状腺肿大、淋巴结炎、腱鞘囊肿、扁平疣、跖疣、脓疱疮、铜钱癣、牛皮癣、虫咬伤、带状疱疹、湿疹、荨麻疹、斑秃、痔疮等。

(3) 骨科疾病：颈椎病、落枕、腰椎间盘突出症、急性腰扭伤、肩关节周围炎、肱骨外上髁炎、腱鞘囊肿、腱鞘炎、关节扭伤等。

(4) 妇、儿科疾病：月经不调、痛经、闭经、功能失调性子宫出血、带下病、围绝经期综合征、百日咳、疳证、急惊风、慢惊风、流行性腮腺炎、遗尿等。

(5) 五官科疾病：麦粒肿、急性结膜炎、巩膜炎、慢性鼻炎、急性扁桃体炎、慢性咽炎、口腔溃疡、牙痛等。

## 七、禁忌证

(1) 眼部禁灸。
(2) 严重高血压病、心脏病患者慎用。
(3) 孕妇禁灸，特别是不能点灸下半身穴位。
(4) 男性外生殖器龟头部和女性小阴唇禁灸。
(5) 黑痣禁用。

## 八、操作流程

### (一) 操作前准备

(1) 护士准备：①双人核对医嘱。②仪表端庄，着装整洁；洗手，戴口罩。
(2) 患者准备：协助排空二便，取适宜体位，注意保护患者隐私。
(3) 物品准备：酒精灯、浸泡好的药线、万花油、棉签、纱块、毛巾、弯盘、洗手液等。
(4) 环境准备：环境安静、整洁，温度适宜，用火安全，光线充足。

### (二) 评估

评估患者临床表现、施灸部位的皮肤情况、心理状况。

### (三) 告知

告知患者施灸操作目的及方法。

### (四) 施灸

(1) 整线：把经浸泡后的药线搓紧，以利珠火形成。

(2) 持线：以右手拇指、示指夹持药线的一端，露出线头1～2 cm。

(3) 点火：将露出的线头在灯火上点燃，如果有火焰必须扑灭，只需线头有火星即可，称为珠火。

(4) 施灸：将珠火对准穴位，顺应手腕和拇指屈曲动作，拇指指腹稳重而敏捷地将带有圆珠状炭火星的线头直接点按在预先选好的穴位或部位上，一按火星即灭为1壮，一个穴位每次可灸1～3壮。

(5) 治疗时间及疗程：急性病每日灸1次，慢性病则隔2～3日灸1次。在间隔期间病情若好转，称之为有后效，则间隔时间可适当延长，病愈即止。

### (五) 注意事项

(1) 持线的着火端必须露出线头，以略长于拇指端即可，太长不便点火，太短则易灼伤施灸者的手指。

(2) 掌握好点灸火候，必须安全、有效。药线点燃后一般会出现四种火候：一是明火，即有火焰；二是条火，即火焰熄灭后留下一条较长的药线炭火；三是珠火，即药线着火端有一颗炭火，呈圆珠状，不带火焰；四是径火，即珠火停留稍久，逐渐变小，只有半边火星，约半个珠火大小。在以上四种火候中，只有珠火适用，以线端火星最旺时为最佳点灸时机。

(3) 严格掌握手法，一般是"以轻对轻"（轻手法对轻病），"以重对重"（重手法对重病），或"以快对轻"（快手法对轻病），"以慢对重"（慢手法对重病），常规用中手法（点灸时间不超过2秒，中等用力）。

(4) 灸后有蚁咬感或灼热感，嘱患者勿用手抓挠，以防感染。

(5) 点灸面部靠近眼部时，嘱患者闭目，以免火花不慎飘入眼内引起烫伤。

(6) 患者过度饥饿或情绪紧张时慎灸。

(7) 点灸面部穴位或部位时一律用轻手法。

## 九、异常情况的处理与预防

### (一) 烫伤

(1) 表现：局部皮肤潮红，或有瘀斑并触痛，或起水疱。

(2) 原因：明火或重手法引起皮肤的损伤。

(3) 处理：水疱小者，可自然吸收；若水疱较大，可以用注射器将疱内的液体抽出，涂上聚维酮软膏或烫伤膏，盖以敷料加以保护，直至吸收愈合。

（4）预防：操作前告知患者配合施灸，施灸者应避免以明火接触患者，线头的火焰必须扑灭才能施灸。

**（二）晕灸**

（1）表现：在药线点灸的过程中出现精神疲倦、头晕、胸闷气短、面色苍白、四肢发凉、脉细弱，重者出现神志昏迷、四肢厥冷、二便失禁、呼吸微弱、脉微欲绝。

（2）原因：多见于初诊者，因紧张害怕而出现。

（3）处理：立即停止药线点灸，使患者平卧、保暖、饮温开水。轻者症状很快缓解；重者给予艾条温和灸百会、气海、关元等穴；神昏者可用毫针刺水沟、中冲、涌泉等穴。

（4）预防：①初诊者可能因怕火而感到紧张，应做好解释工作，消除其恐惧心理。尽量采用卧位，选穴宜少，手法宜轻。②保持室内温度适宜，空气流通。③在施灸过程中要细心观察，争取早发现、早处理，防止晕灸发生。

# 第二章 罐疗类技术

## 第一节 拔罐

### 一、概述

拔罐又名"火罐气""吸筒疗法",古称"角法",是以罐为工具,利用燃烧、抽吸、蒸汽等方法排除罐内空气,造成罐内负压,罐吸附于腧穴或相应体表部位,使局部皮肤充血或瘀血,以防治疾病的一种外治方法。

### 二、沿革

拔罐在我国历史悠久。先秦时期,人们就将牲畜的角(如牛角、羊角等)磨成中空的筒状,刺激痈疽后,以角吸出脓血,这便是最早的拔罐疗法。其最早的文字记载见于我国现存最古老的医方书《五十二病方》中,如在治疗痔疮时,"牡痔居窍旁,大者如枣,小者如核者,方以小角角之,如熟二斗米顷,而张角"。其中,"以小角角之",即用小兽角吸拔。《五十二病方》是我国现存最古老的医学方书,大约成书于春秋战国时期。中国中医研究院医史文献研究所收藏的汉代陶制火罐说明汉代的人们已应用火罐治病。至东晋时期,葛洪的《肘后备急方》中亦有以制成罐状的兽角拔脓血治疗疮疡的记载。唐代又有用"竹罐"治疗疾病的记载,拔罐疗法工具有了突破性的改进。宋金元时期,《苏沈良方》记载了用火筒法治疗久咳的方法,表明宋代拔罐疗法的适应证已扩大到内科疾病。明代,拔罐疗法已成为外治法之一。清代,拔罐疗法在各方面均有了进一步发展,首先是拔罐疗法工具的又一次革新,出现了陶土烧制成的套管,并正式提出沿用至今的"火罐"一词。

中华人民共和国成立后,拔罐疗法亦不断改进与提高。拔罐疗法的罐具种类已由古代的兽角、竹罐、陶罐,发展为金属罐、玻璃罐、橡胶罐,乃至磁疗罐、红外线罐、激光罐等现代装置;排气方法从燃火排气、水煮排气,发展到抽气排气、挤压排气及电动抽气等;操作方式由单纯的拔罐,发展为走罐、闪罐、按摩拔罐;使用方法从单一拔罐法发展到与其他疗法配合应用;在临床应用上,也由单纯吸脓、排血,发展为治疗包括内、外、妇、儿、骨伤、皮肤、五官等科的上百种疾病,成为临床治疗中常用的一种方法。

## 三、工具

(1) 竹罐：用直径 3～5 cm 坚固无损的竹子，截成长 6～8 cm 或 8～10 cm 的竹管，一端留节作底，另一端作罐口，用刀刮去青皮及内膜，制成形如腰鼓的圆筒，用砂纸磨光，使罐口光滑平整，形成竹罐。其优点是取材容易、经济易制、轻巧、不易摔碎；缺点是容易燥裂漏气、吸附力不大。

(2) 陶罐：用陶土烧制而成，罐的两端较小，中间略向外凸出，状如瓷鼓，底平，口径大小不一，口径小者较短，口径大者略长。其优点是吸力大；缺点是质地较重，容易摔碎损坏。

(3) 玻璃罐：玻璃罐是在陶罐的基础上改用玻璃加工而成，其形如球状，罐口平滑，分大、中、小三种型号。其优点是使用时可直接观察局部皮肤的变化，便于掌握治疗时间，临床应用较普遍；缺点是容易破碎。

(4) 抽气罐：现有用透明塑料制成的抽气罐，上面加置活塞，便于抽气。也有特制的橡皮囊排气罐，其规格大小不同。新型的抽气罐具有使用方便、吸附力强、较安全、不易破碎等优点。

(5) 代用罐：凡是口小腔大、口部光滑平整、耐热、能产生一定吸附力、大小合适的器具均可作为代用罐。最常见的代用罐是玻璃罐头瓶子、杯子、小口碗等，要求瓶口光滑、无破损，以免损伤皮肤。其优点是取材方便、廉价，缺点是容易破碎。

(6) 角罐：角罐一说沿用了相对长的时间，可能因当时多用动物的角作为治病工具而得此称谓，如兔骸、黄牛角、鹿子角等。角罐的优点：黄鹿角便于取材、制作方法简便、经济实惠、耐用、负压性较好、易于操作和掌握；牛羊角本身属于药材，有清热凉血、息风止痉等作用，有益于相应病症的治疗。角罐的缺点是不耐高温消毒，不适于做其他手法，且因角质不透明而不利于观察罐内皮肤的变化。

## 四、介质

拔罐疗法可以不用介质，但对于一些特定的拔罐法需要一些介质作为润滑剂，以防皮肤划伤。常用的介质有水、万花油、凡士林等。

## 五、体位

拔罐时的体位和治疗效果密切相关。应根据拔罐部位选择适宜的体位，其原则是：能充分暴露治疗部位，便于操作，患者感到舒适，能持久保持。

拔罐时常见体位有以下五种：

(1) 仰卧位：患者自然平躺于床上，双上肢放于体侧，下肢自然分开，膝下可垫软枕，适用于头面、胸腹、上肢内侧、下肢前面、内外侧部的拔罐治疗。

(2) 俯卧位：患者自然俯卧于床上，胸前可垫软枕，踝关节也可垫软枕，适用于项背腰臀及双下肢后侧的拔罐治疗。

（3）侧卧位：患者自然侧卧于床，双下肢屈曲，前臂下可垫软枕，适用于肩、胁肋、膝及上下肢外侧的拔罐治疗。

（4）仰靠坐位：患者仰面靠坐于椅上的坐位，适用于前头、面颊、上胸、肩臂、腿膝、足踝穴位的拔罐治疗。

（5）俯卧坐位：患者头部俯伏于椅背上的坐位，适用于头顶、后头、项背穴位的拔罐治疗。

### 六、常见分类

根据罐的材质不同分为竹罐、玻璃罐、抽气罐以及陶土罐等。根据吸附方式分为火吸法、水吸法、抽气吸法。

#### （一）火吸法

火在罐内燃烧消耗罐内空气，形成负压，将罐吸附在皮肤上。

（1）闪火法：以长纸条或血管钳夹住95%酒精棉球，一手持罐，罐口朝下，一手持点火工具，点燃纸条或棉球并将其迅速置于罐内旋转1～3周后取出，迅速将罐扣在选定部位，罐即可吸附在皮肤上。此法优点在于罐内无火，比较安全，是最常用的吸拔方法。但是，要防止点燃后酒精滴下烫伤皮肤；点燃的酒精棉球切勿较长时间停留于罐口及罐内，以免火罐过热烫伤皮肤。

（2）投火法：点燃酒精棉球或纸片，将其投入罐内并迅速将火罐吸拔在选定部位。因罐内有燃烧物质，火球落下易烫伤皮肤，故只适用于身体侧面横拔。

（3）贴棉法：将大小为1～2 cm的酒精棉片贴在罐内壁下1/3处，点燃后将火罐迅速吸拔在选定部位上。注意棉片浸酒精不宜过多，否则燃烧的酒精滴下时易烫伤皮肤。

#### （二）水吸法

此法一般使用竹罐，将竹罐倒置在沸水或药液中，煮沸1～2分钟，用镊子夹住罐底，提出罐后用毛巾吸去表面水分，趁热按压在皮肤上。所用药液可根据病情决定。

#### （三）抽气吸法

将抽气罐置于选定穴位上，用注射器或抽气筒抽出罐内空气，使其产生负压而吸于体表。

### 七、操作手法

临床应用拔罐时，可根据不同病情选用不同的手法。

#### （一）留罐

留罐又称坐罐，即拔罐后将罐吸附留置于施术部位10～15分钟，然后将罐起下。

此法适用于临床大部分病证,是最常用的拔罐法,且单罐、多罐皆可应用。对儿童行拔罐治疗时力量不宜过大,时间不宜过长;在肌肉薄弱处拔罐或吸拔力较强时,留罐时间不宜过长。

### (二) 走罐

走罐又称推罐,即先在罐口或欲拔罐部位涂一些凡士林等润滑剂,再将罐吸附于体表,然后施术者握住罐向上、下、左、右需要拔罐的部位往返推动,至所拔罐部位的皮肤潮红、充血或出现瘀血时,将罐起下。此法适用于急性热病或深部组织气血瘀滞之疼痛、外感风寒、神经痛、风湿痹痛及较大范围疼痛等。应选用口径较大、罐壁较厚且光滑的玻璃罐;施术部位应面积宽大、肌肉丰厚,如胸背、腰部、腹部、大腿等。

### (三) 闪罐

闪罐是指采用闪火法将罐吸附于体表后,又立即起下,再迅速吸附于体表,如此反复多次直至皮肤潮红。多用于局部皮肤麻木、疼痛或功能减退疾病,如皮肤麻木、面部病症、中风后遗症或虚弱病症。尤其适用于不宜留罐的患者及某些特定部位,如小儿或年轻女性的面部。

### (四) 针罐法

留针拔罐法简称针罐法,是将针刺和拔罐相结合的一种方法。即先针刺待得气后留针,再以针为中心点将火罐吸附于体表,留置5~10分钟,待皮肤红润、充血时将罐起下,然后将针起出。

### (五) 刺络拔罐法

刺络拔罐法又称刺血拔罐,即用三棱针点刺出血或用皮肤针叩打后再行拔罐,使之出血,以加强刺血治疗的作用。一般针后拔罐留置10~15分钟。此法多用于治疗丹毒、扭伤、乳痈等。

### (六) 药罐法

药罐法是将药物治疗和拔罐疗法相结合的疗法,可分为煮药罐法和罐内贮药法两种。

(1) 煮药罐法:是在布袋内装入配制好的药物,扎紧袋口,放入清水煮至适当浓度,再把竹罐放入药液内煮15分钟。使用时按煮罐法将竹罐吸附在皮肤上,多用于风湿痛等病症。

(2) 罐内贮药法:是指先在抽气罐内盛贮一定的药液,一般为罐容量的1/2左右,药物常为生姜、辣椒液、两面针酊、风湿酒等,或根据需要配制,然后按抽气罐法抽去罐内空气,使罐吸附在皮肤上。也可在玻璃罐内盛贮适量的药液,然后按照火吸法将罐吸附在皮肤上。此法常用于治疗风湿病、哮喘、咳嗽、感冒、慢性胃炎、消化不良、牛皮癣等。

## （七）刮痧罐法

刮痧罐法是将刮痧与拔罐疗法相结合的疗法，即在刮痧治疗后，在痧象处进行拔罐以加强治疗作用。

## 八、选穴

遵循中医脏腑阴阳表里的辨证关系、经络循行和穴位分布选穴。

（1）局部取穴：即在病痛处（阿是穴）拔罐。

（2）前后取穴：也叫通透法，即在背部、胸前同时拔罐。

（3）远端取穴：即在远离病痛处拔罐，如胃腹痛取足三里穴等。

（4）上下、左右、内外结合取穴：根据中医"上病下取，左病右取，表里对应"的原则取穴，如脾胃虚弱所致的腹痛取下肢内侧的血海、三阴交及表里经的足三里穴等。

（5）经验取穴：以功能区、反射区为主穴，如心脏病以"心区"为主，再辨证配穴。

## 九、适应证

（1）内科疾病：感冒、咳嗽、肺痈、哮喘、心悸、不寐、多寐、健忘、胃脘痛、呕吐、反胃、呃逆、痞满、泄泻、便秘、腹痛、胃下垂、饮证、痿证、眩晕、胁痛、郁证、水肿、淋证、癃闭、遗尿、遗精、阳痿、男性不育、阳强、风温、暑湿、秋燥。

（2）外科疾病：红丝疔、丹毒、有头疽、疖病、乳痈、脱肛、急性阑尾炎、急性胆绞痛、急性胰腺炎、急性输尿管结石。

（3）骨科疾病：落枕、颈椎病、腰椎间盘突出症、腰椎管狭窄症、腰肌劳损、急性腰扭伤、肩关节周围炎、颈肩纤维组织炎、肱骨外上髁炎、坐骨神经痛、股外侧皮神经炎、肋软骨炎、肋间神经痛、类风湿性骨关节炎等。

（4）妇科疾病：经行先期、经行后期、经行先后无定期、月经过多、月经过少、经闭、痛经、白带、黄带、赤带、妊娠呕吐、产后缺乳、产后腹痛、人工流产综合征、脏躁、阴挺、阴吹、阴痒、不孕症、产后大便困难、产后发热等。

（5）儿科疾病：小儿发热、小儿呕吐、小儿泄泻、小儿厌食、小儿夜啼、小儿遗尿、百日咳、腮腺炎等。

（6）皮肤科疾病：带状疱疹、银屑病、牛皮癣、斑秃、湿疹、荨麻疹、风瘙痒、漆疮、疥疮、蛇皮癣、皮痹、白癜风等。

（7）五官科疾病：针眼、睑弦赤烂、流泪症、沙眼、目痒、目赤肿痛、目翳、远视、近视、视神经萎缩、鼻塞、鼻渊、鼻衄、咽喉肿痛、乳蛾、口疮、牙痛、下颌关节紊乱症。

## 十、禁忌证

（1）有凝血机制障碍，自发性出血倾向或损伤后出血不止者，不宜使用拔罐疗法，如血友病、紫癜、白血病等。

（2）皮肤严重过敏或皮肤患有疥疮等传染性疾病，以及皮肤肿瘤（肿块）部位或局部破损溃烂者，不宜拔罐。

（3）外伤骨折、静脉曲张、体表大血管处、皮肤弹性差、中重度水肿等部位皮肤不宜拔罐。

（4）妊娠期妇女的腹部、腰骶部及乳部不宜拔罐；其他部位的拔罐手法也应轻柔。

（5）肺结核活动期不宜拔罐。

（6）急危重症患者及严重水肿者不宜拔罐。

（7）五官部位、前后二阴部位不宜拔罐。

（8）重度神经质、全身抽搐痉挛、狂躁不安、不合作者，不宜拔罐。

（9）醉酒、过饥、过饱、过渴、过劳者，慎用拔罐。

## 十一、操作流程

### （一）操作前准备

（1）护士准备：①双人核对医嘱。②仪表端庄，着装整洁；洗手，戴口罩。

（2）患者准备：协助排空二便，取适宜体位，注意保护患者隐私。

（3）物品准备：检查所需药品、器材、罐具是否齐全，并进行清洁、消毒，按次序放置。

A. 罐具选择：①选罐。根据患者的体质、胖瘦及待拔罐部位的面积、所治疾病的需要，正确选择罐具和罐型。②温罐。在秋冬季节或寒冷天气拔罐，须将罐具用火烤或水烫进行预热，使罐具温度稍高于体温。温罐时注意只温罐底，不可温其口部，且罐温不可过高，以免烫伤皮肤。

B. 其他用物：95%医用酒精、止血钳1个、酒精灯或打火机1个。

（4）环境准备：环境安静、整洁、温度适宜，用火安全，光线充足。

### （二）评估

评估患者适应证，有无禁忌证，根据病情拟订治疗方案。

### （三）告知

告知患者施术过程中的注意事项，争取患者的理解与配合，消除其恐惧心理，增强其治疗信心。

## （四）施术

（1）协助患者取舒适体位，充分暴露施术部位，注意保护隐私及保暖。

（2）以玻璃罐为例：使用闪火法、投火法或贴棉法将罐体吸附在施术部位上。

（3）观察罐体吸附情况和皮肤颜色，询问患者有无不适。

（4）起罐时，一手按罐，一手拇指或示指轻按罐口附近的皮肤，使罐口与皮肤之间形成空隙，待空气缓缓进入罐内后，轻轻脱罐，切不可强行拔下或上提、旋转等。

## （五）注意事项

（1）施术时应充分暴露应拔部位，有毛发者宜剃去毛发，操作部位应预防感染。

（2）选择适当体位。嘱患者体位应舒适，局部宜舒展、松弛。施术过程中勿变换体位，以防止罐具脱落。

（3）老年人、儿童、体质虚弱及初次接受拔罐者，拔罐数量宜少，留罐时间宜短。妊娠妇女及婴幼儿慎用拔罐疗法。

（4）若留针拔罐，罐具宜大，毫针针柄宜短，以免吸拔时罐具碰撞针柄而造成损伤。

（5）使用电罐、磁罐时，应注意询问患者是否带有心脏起搏器等金属物品，有佩戴者禁用本法治疗。

（6）起罐操作时不可硬拉或旋转罐具，否则会引起疼痛，甚至损伤皮肤。

（7）拔罐时手法要熟练，动作要轻、稳、准、快。点火用的酒精棉球要夹紧，酒精要拧干，以防酒精滴落或棉球脱落致烫伤患者皮肤。若不慎出现烧烫伤，按外科烧烫伤常规处理。

（8）燃火伸入罐内的位置以罐口与罐底的外 1/3 与内 2/3 交界处为宜。

（9）施术过程中如果出现头晕、胸闷、恶心欲吐、肢体发软、冷汗淋漓，甚至瞬间意识丧失等晕罐现象，应立即起罐，令患者呈头低足高卧位，必要时嘱患者饮用温开水，或掐患者水沟穴。密切注意患者血压、心率的变化，严重时按晕厥处理。

## 十二、罐印颜色

（1）罐印紫黑而暗：一般提示供血不足，行经不畅、有血瘀现象；若印迹数日不退，常表示病程已久。

（2）罐印发紫并伴有斑块：一般提示寒凝血瘀证。

（3）罐印呈散在紫点状，且深浅不一：提示气滞血瘀证。

（4）罐印鲜红而艳：一般提示阴虚、气血两虚或阴虚火旺。

（5）罐印红而暗：提示血脂高，且有热邪。

（6）罐印灰白，触而不温：多为虚寒或湿邪。

（7）罐印表面有皮纹或微痒：提示风邪或湿证。

（8）罐体内壁有水气：提示该部位有湿气。

（9）罐印出现水疱：说明体内湿气重；如果水疱内有血水，提示热湿毒。

（10）出现深红、紫黑或丹痧，或触之微痛兼有身体发热：提示热毒证；若身体不发热，提示瘀证。

（11）罐印淡紫发青伴有斑块：一般以虚证为主；兼有血瘀，若在肾俞穴处呈现，则提示肾虚；若在脾俞部位则系气虚血瘀。此点常伴有压痛。

（12）拔罐后皮色不变、触之不稳：提示虚证。

（13）吸拔后没有罐迹或虽有罐迹但起罐后立即消失，恢复常色：多提示病邪尚轻。

### 十三、使用过的罐具的消毒处理

对不同材质、用途的罐具可用不同的消毒方法。玻璃罐用 1 000 mg/L 的 84 消毒药液浸泡或 75%酒精棉球反复擦拭；用于刺络拔罐，或被血液、脓液污染的玻璃罐应一罐一用，并用 2 000 mg/L 的 84 消毒药液浸泡 2 小时（疑患有乙肝者浸泡 10 小时）。塑料罐具可用 75%酒精棉球反复擦拭，竹制罐具可煮沸消毒。

### 十四、异常情况的处理与预防

#### （一）晕罐

（1）原因：①精神过度紧张，体质虚弱；②饥饿、疲乏或大病初愈；③夏季天气闷热，病室内空气不流通。

（2）临床表现：面色苍白、出冷汗、头晕目眩、心慌心悸、恶心呕吐、四肢发冷、神昏仆倒等。

（3）预防：对初诊者、精神过度紧张或体弱者，应先做好解释，消除其顾虑；对饥饿、疲劳者，先嘱其进食。注意室内通风，保持空气新鲜。

（4）处理：患者出现晕罐现象，应立即停止操作，解开患者的衣服，注意保暖，让患者去枕平卧。患者可适当饮温开水。若反应仍加重（如昏厥、低血压），应将枕头垫于脚下，成头低脚高位，同时以指甲缘切按患者水沟穴或十宣穴，或用指尖揉按合谷、内关、足三里等穴，或艾灸百会、中极、关元、涌泉等穴；对出冷汗多或冷汗不止者，可用艾条温灸涌泉穴或百会穴。若昏厥、低血压仍不能缓解者，应考虑使用中枢神经兴奋剂或输液治疗。

#### （二）皮肤水疱

（1）原因：有的因拔罐时间过长、吸力过大而出现；有的与病情有关，如过敏性哮喘、心下痞硬者，拔膻中、巨阙穴 10 分钟即可能起水疱；有的因酒后困乏或胃痛，拔罐 5 分钟后也可能起水疱。

（2）处理：水疱轻者（直径小于 1 cm，每罐内少于 3 个），只需避免擦破，待其自然吸收即可；水疱严重时（直径超过 1 cm，每个罐内多于 3 个），或患有糖尿病及机体免疫功能低下者，应及时处理，可在水疱下缘用无菌注射器针头刺破水疱抽液，再涂抹聚维酮碘液、安尔碘等消毒剂，后用无菌纱布覆盖。

## 第二节　推拿罐

### 一、概述

推拿罐是在应用拔罐罐具吸拔治疗的同时，将罐具作为推拿按摩工具，在躯体特定部位上施以特定手法，来达到防治疾病目的的一种疗法。这种疗法既应用拔罐的吸拔作用，又将拔罐作为推拿工具，在体表皮肤上动态吸拔罐具，是拔罐疗法和推拿疗法的有机结合，可增强疗效。

### 二、沿革

2009 年，陈泽林教授撰写的论文《拔罐疗法概述与走罐手法述要》提出：拔罐操作方法由单一静态的吸拔留罐法发展为动态走罐法，走罐具有刮痧、推拿、温灸及药物治疗的作用。2010 年，其《罐疗之走罐研究——天人地三部走罐法》提出了 15 种走罐的基本手法：响罐法、单罐单项走罐法、单罐双向走罐法、螺旋走罐法、双罐分段走罐法、双罐往返走罐法、双罐弧形走罐法、旋响复合走罐法、定点旋罐法、定点旋摇罐法、定点摇响罐法、定点振响罐法、定点推拔罐法、罐体温熨法、蛇形走罐法。2011 年，其《三部走罐法的基本技法及应用》再次对天人地三部走罐法进行了系统阐释。天人地三部走罐法经广泛学术活动得以推广应用。

### 三、工具

（1）玻璃罐。
（2）陶罐。
（3）竹罐。
（4）抽气罐。
（5）砭石罐：是用砭石材质制成的拔罐工具。砭石具有疏通经络、解毒消肿、改善微循环、促进新陈代谢之功能。其缺点是价格较高、质地笨重、不透明。

### 四、介质

推拿罐疗法使用的介质首先应具有润滑作用，可减少摩擦，保护皮肤。同时，根据患者体质、病情的需要，可在介质中加入相应的药物，使介质不但有润滑作用，还可以发挥药性作用。一般常见的介质可分为平性、温性和凉性介质三类。

（1）平性介质：橄榄油、凡士林、医用甘油、耦合剂、液体石蜡、润肤露、滑石粉、爽身粉、鸡蛋清等。

（2）温性介质：艾油、花椒油、红花油、葱汁、姜汁等。

（3）凉性介质：冬青膏、香油、芦荟胶、凉开水等。

## 五、体位

推拿罐疗法的常见体位有仰卧位、俯卧位、侧卧位、仰靠坐位。

## 六、操作手法

### （一）要点

**1. 手法选择、操作顺序与方向**

推拿罐疗法的手法要遵循"先放松，再治疗，最后整理收功"的原则。多数手法兼有放松与治疗的作用，但也有仅放松用的手法如扣罐法，以及收功用的手法如搓法。放松手法具有镇定患者精神、引导守神的作用，能让患者从治疗中放松下来，调整气血的手法均可起到收功的作用。

操作时可根据具体病症选择适当的手法。例如，出现经筋痉挛时使用拨法，但在应用拨法以前先应用击罐、闪罐、推罐、擦罐等手法；在运用拨罐时也可配合揉罐、按压罐等，操作完成后注意用轻手法理顺气血。

操作顺序一般是先轻后重、由浅而深、轻重结合，根据患者体质、受术目的进行相应选择。

操作方向（顺经或逆经）与经脉方向、经筋走向有关。一般遵循顺经顺气多补、逆经逆气多泻。若是用于面部美容，则要注意面部肌肉走向，严格掌握从内到外、由下到上的方向。

**2. 手法力与吸拔力**

（1）天部手法——轻手法（浅吸法）：手法力轻，吸罐深度为 1～5 mm。

（2）人部手法——中手法（中吸法）：手法力中等，吸罐深度为 5～10 mm。

（3）地部手法——重手法（深吸法）：手法力重，吸罐深度为 10～20 mm。

**3. 施术速度与时机**

根据操作速度，推拿罐可分为徐法、疾法两大类。"徐""疾"主要指操作的速度。

（1）徐法：操作速度慢，移动类手法以每 5～10 秒缓慢移动火罐。针对初诊患者，徐法主要用于确定病性、诊断病情。徐法痛苦较小，可以缓解患者的紧张情绪，起到放松提示的作用。治疗结束前应减轻刺激量，以起到整理收功之效。

（2）疾法：操作速度快，移动类手法以每 1～2 秒完成一次往返推拉动作，距离为 2～3 个罐口直径。疾法应用在徐法推拿罐后痧点密集处及瘀血较重处，以皮肤瘀紫或出现瘀结为度。

针对实证，疾法与中吸法或深吸法结合，适用于腠理紧张、皮肤肌肉紧张度高、痧象紫暗、痧斑重的患者；针对虚证，徐法与浅吸法相结合，适用于初诊、腠理疏松、皮肤肌肉紧张度低、痧象浅淡的患者。

施术时机应与疾病表现相关。例如，腰背痛一般在劳累后表现加重，因此，下午或晚间治疗效果更佳；周期性发作疾病如痛经，在发作时施术，疗效立竿见影；女子不孕宜在排卵前后连续施术。

施术时间一般为20~30分钟，小儿5~10分钟，成人体弱者5~15分钟。

施术频率一般每日1次，部分急症可每日2次，保健性质可每周1次或2周1次。

### （二）手法

（1）击罐：用罐体或罐口边沿连续叩击体表。速度稍快，用力适中。

（2）叩罐：以整个罐口为着力部位，连续进行叩击拍打动作。叩罐速度可稍快，用力较轻。

（3）熨罐：用加热后的罐体在所选部位上用力按压运动。运动罐体的速度以每分钟40~60圈为宜。

（4）点压罐：以罐口边沿小面积持续着力于施术部位。

（5）点揉罐：用罐口边沿点压施术部位并带动深层组织揉动。用力适中，持续3~15秒。

（6）磨罐：用罐口平面在患者体表做环旋磨动。用力适中，持续5~20圈。

（7）闪罐：用闪火法将罐吸附于应拔部位或穴位上，待吸牢前快速拔下，发出"啪"的响声。

（8）留罐：将罐子吸附留置于施术部位一定时间。一般选择在操作过程中换手法或推拿罐手法完成后进行，以加强疗效。

（9）揉罐：单手或双手交叠握住罐体向下按压，同时做小幅度回旋揉动，带动罐口深层皮下组织一起做回旋运动。

（10）推摩罐：吸拔罐后用双手握罐体推动罐体在皮肤上做环形摩动。

（11）擦罐：握牢罐体，用罐口平行着力于受术部位进行直线来回运动。

（12）推罐：在吸拔罐后，以罐口为着力部位在患者体表进行单方向向前移动。罐口与皮肤表面平行推进，称平推罐法，罐口与皮肤表面在前进方向上有一定角度的称斜推罐法。推罐多与拉罐合用。

（13）拉罐：在吸拔罐后，以罐口为着力部位在患者体表进行单方向朝施术者胸前移动，罐口与皮肤表面平行推进，称平拉罐法，罐口与皮肤表面在前进方向上有一定角度的称斜拉罐法。拉罐多与推罐合用。

（14）搓罐：在身体一定部位的两侧相对吸拔罐具，双手各握持罐体，使罐口着力于身体两侧的受术部位，做快速前后交替摇动罐体，并可同时缓慢向上或向下移动罐体。

（15）抹罐：轻轻吸拔罐后，轻握罐体使罐口在施术部位做垂直上下平推或在左右方向上做呈弧形曲线的平推运动。

（16）按压罐：用五指握牢罐体并使手掌面着力于罐底，逐渐用力垂直下压并保留一定时间。

（17）按揉罐：在临床上与揉罐结合应用，组成按揉罐复合手法。

（18）振颤罐：将罐吸拔于体表一定部位后，用双手重叠握牢罐体，掌心置于罐底，上臂带动前臂和手掌连续、快速地做小幅度或大幅度的有节律的振颤动作。

（19）拿罐：将两个罐在一定部位或穴位做相对吸拔后，用双手拇指和其余四指分别握牢罐体后相对用力，进行节律性罐底下压上推，使罐口相向运动并相对挤压上拨。

（20）摇罐：吸拔罐后，用手握罐体，使罐体做左右或前后或环转摇动。

（21）拔罐：双手拇指与其余四指相对用力虚掌握持罐体，使罐口沿肌肉垂直方向做推拔运动。前推时掌根用力罐口近侧下压，内拉时四指用力罐口远侧下压，以由内往外推拔最为常用。

（22）拍罐：四指并拢用指节或指腹拍打罐底。

（23）提罐：以拇指与其余四指握牢罐体，上提罐体。

（24）旋罐：将罐吸附后沿顺时针或逆时针方向旋转罐体，旋转角度可大可小。

## 七、选穴

遵循中医脏腑阴阳表里的辨证关系、经络循行和穴位分布选穴。

推拿罐主要在人体穴位点、经脉线、经筋上施术。按照"病变局部、病变远端、辨经随症"的原则选择施术部位。然后按照"远近相配、上下相配、前后相配、左右相配"的方法进行具体操作。

注意所选病变部位或穴位周围皮肤的形态、颜色、温度的变化以及施术部位面积的大小。

背腧穴有调整脏腑功能的作用，夹脊穴和相应的背腧穴作用相似。督脉对全身阳经脉气有统率、督促的作用，其为"总督诸阳""阳脉之海"，与各阳经都有联系，故用督脉可以振奋阳气。在进行亚健康调理时，多用督脉与夹脊穴。

（1）肩胛形方案：自肩髃穴至大杼穴，沿膀胱经两侧至膈俞穴、膈关穴。顺肩胛下角至腋后线。

（2）肩腰形方案：自肩髃穴至大杼穴，沿膀胱经两侧线至关元俞穴，向外侧至髂嵴。

（3）肩脊方案：从风府穴沿督脉下至腰阳关连线，从双侧风池穴至肩髃穴两连线。

（4）上焦三角方案：大椎穴至双侧膈俞穴连线，两侧膈俞穴连线，此三线形成的三角形区域。

（5）中焦方形方案：双侧肝俞穴至三焦穴连线，两侧肝俞穴、两侧三焦俞穴连线等四线形成的方形区域。

（6）下焦"井"形方案：双侧肾俞穴至大肠俞穴连线，两侧肾俞穴、两侧大肠俞穴连线等四线相交形成的"井"形区域。

（7）腰骶"八"字方案：自大肠俞穴向下八髎穴外侧至臀外侧形成的类似"八"字的区域。

（8）四肢方案：上下肢部位，沿四肢十二经脉方向，顺经操作为主。注意汗毛过多部位剃除汗毛后再操作。

（9）面部方案：主要在额部和面颊部，额部方案可左右抹罐或上下抹罐，面颊部方案多顺着下颌骨方向推罐。

（10）腹部常规方案：主要沿腹部足少阴经、足阳明经、带脉和任脉的循行路径上行操作手法。

（11）腹部"O"形方案：沿着神阙周围来回环状推罐、摩罐。

（12）美容方案：从外眼角向颞部方向、从鼻子向耳朵方向、从水沟向嘴角下颌斜向耳垂方向。

## 八、适应证

（1）内科疾病：外感发热、感冒、咳嗽、哮喘、面瘫、头痛、高血压、失眠、眩晕、胃痛、腹痛、腹胀、便秘、泄泻、郁证、四肢无力等。

（2）骨科、外科疾病：落枕、颈椎病、颈肩综合征、腰背痛、慢性非特异性下腰痛、坐骨神经炎、腰椎间盘突出症、腰椎滑脱症、肌肉拉伤等。

（3）皮肤科疾病：痤疮、湿疹、黄褐斑、斑秃等。

（4）泌尿系统及男科疾病：慢性前列腺炎、良性前列腺增生、阳痿、尿失禁等。

（5）妇产科、儿科疾病：痛经、产后乳少、小儿积滞、小儿厌食等。

（6）其他疾病：如亚健康状态，或用于美容、减肥、丰乳等。

## 九、禁忌证

同本章"第一节 拔罐"相关内容。

## 十、操作流程

### （一）操作前准备

（1）护士准备：①双人核对医嘱。②仪表端庄，着装整洁；洗手，戴口罩。

（2）患者准备：协助排空二便，取适宜体位，注意保护患者隐私。

（3）物品准备：查所需药品、器材、罐具是否齐全，并进行清洁、消毒，按次序放置。

A. 罐具选择：①推拿罐的罐具选择应注意罐的种类、材质，确保罐口边沿光滑、无锐角、无裂纹缺损等。②注意罐口的形态与罐口边沿的宽、窄、厚、薄，罐口大小要与所施术部位大小与吸拔力成一定比例，以免病变部位大而罐口小以致达不到祛邪务尽的要求。③罐口边沿越宽，其所产生的压强就越小，痛感越低，越不容易出痧，佢容易通过罐体实施推拿手法。

B. 其他用物：95%医用酒精、止血钳1个、酒精灯或打火机1个。

(4) 环境准备：环境安静、整洁，温度适宜，用火安全，光线充足。

### （二）评估

评估患者适应证，有无禁忌证，根据病情拟定治疗方案。

### （三）告知

告知患者施术过程中的注意事项，争取患者的理解与配合，消除其恐惧心理，增强其治疗信心。

### （四）施术

同本章"第一节　拔罐"相关内容。

### （五）注意事项

(1) 施术时应充分暴露拔罐部位，有毛发者宜剃去毛发，操作部位应预防感染。

(2) 选择适当体位。嘱患者体位应舒适，局部宜舒展、松弛。施术过程中勿变换体位，以防止罐具脱落。

(3) 急腹症、危重病患者，以及年老、体弱者慎用推拿罐。

(4) 经期、妊娠期，以及妇女的腰骶部及腹部不宜用推拿罐。

(5) 使用电罐、磁罐时，应注意询问患者是否带有心脏起搏器等金属物品，有佩戴者禁用。

(6) 起罐时不可硬拉或旋转罐具，否则会引起疼痛，甚至损伤皮肤。

(7) 老年人、儿童、体质虚弱及初次接受拔罐者，拔罐数量宜少，留罐时间宜短。

(8) 燃火伸入罐内的位置以罐口与罐底的外 1/3 与内 2/3 交界处为宜。

## 十一、罐印颜色

同本章"第一节　拔罐"相关内容。

## 十二、使用过的罐具的消毒处理

同本章"第一节　拔罐"相关内容。

## 十三、异常情况的处理与预防

### （一）晕罐

同本章"第一节　拔罐"相关内容。

## （二）皮肤水疱

同本章"第一节　拔罐"相关内容。

## （三）破皮

若操作不当或患者皮肤过于娇嫩或虚弱，可能导致患者皮肤破损。应避免在破损处操作，必要时做外科处理，防止感染。采用擦罐法时，使用的润滑剂要充足，不可强硬摩擦。

## （四）皮下出血

若患者局部皮肤出现青紫现象，可能是由于手法太重或患者出现凝血功能障碍。应停止推拿罐操作，必要时局部冷敷，24小时后热敷。

# 第三节　刺络拔罐

## 一、概述

刺络拔罐是运用针叩刺患处，再在局部拔上火罐，以防治疾病的一种方法，属于刺络法和拔火罐相结合的一种临床上常见的操作方法。刺络拔罐法分为广义刺络拔罐和狭义刺络拔罐两种。广义的刺络拔罐包括拔罐配合毫针、电针、指针、梅花针、三棱针、挑治、割治、激光针等针法；狭义的刺络拔罐则仅指毫针与拔罐配合治疗的方法。

## 二、沿革

刺络拔罐属于古代针灸"九刺法"中的一种。早在《黄帝内经》中即有记载："四曰络刺，络刺者，刺小络之血脉也。"通过扎针放血，能将体内的恶血放出，且不出好血。"毛刺""浮刺"等为刺络法的雏形，即通过浅刺体表小络脉使其出血，再加上拔火罐起到加强刺络放血的作用，有清热泻火、祛瘀除痹、开窍通闭、拔毒消肿之功。

## 三、工具

同本章"第一节　拔罐"相关内容。

## 四、体位

同本章"第一节　拔罐"相关内容。

## 五、常见分类

### （一）毫针罐法

此法是用毫针针刺与拔罐相结合的一种方法。

（1）出针罐：针刺前，在预定的针刺部位上下用左手拇指、示指向针刺处推按挤压，使血液积聚于针刺部位，消毒后用左手拇指、示指、中指夹紧或捏起被刺穴位，右手持针，针尖露出1～2分，对准穴位刺入1～2分深，得气后随即将针迅速退出，再持续快速行针（强刺激）10～20秒，然后出针，不需要按压针刺点，立即拔罐于其上，可吸出少许血液或组织液。

（2）留针罐：在相应的穴位上针刺得气后，不需要持续捻针即可拔罐，用罐把针罩住，起罐后才出针。本法选用的针规格要适度，进针到合适的深度后，留在皮面上的针杆长度要小于罐腔的高度，否则容易将针柄压弯及发生疼痛。一般对胸部、背部、肾区及有较大血管、神经分布的四肢穴位，尤其对于瘦弱者，直刺不宜太深，要比正常刺入深度浅一些，否则拔罐后由于吸力的作用，针尖可能会逆势深入，从而超出正常深度，易造成损伤事故。

### （二）刺络拔罐法

此法是用三棱针或注射用针头刺穴位、病灶部位表皮显露的小血管，使之出血或出脓，然后立即拔罐；也有先拔罐而后刺血者。

### （三）挑刺罐法

此法是用三棱针或注射用针头挑断穴位或病理反应点（如结节、变色点、怒张小血管等）上的皮内、皮下纤维，然后立即拔罐。左手固定治点，右手持针，将针横刺刺入穴点的皮肤，纵行挑破皮肤0.2～0.3 cm，然后将针深入表皮下挑，挑断皮下白色纤维样物数根，挑尽为止。针挑点是针挑疗法的刺激点，简称"挑点"或"针挑穴点"。

### （四）皮肤针罐法

此法是用皮肤针（梅花针或七星针）在需要治疗的部位、穴位进行叩击，局部皮肤出现潮红或渗血即止，然后立即用火罐吸拔。

### （五）火针罐法

此法是用烧红的火针（钨钢制的粗针）先速刺穴位或病灶，然后立即拔罐的方法。施术时要避开大血管、神经。为了刺入准确，术前可在局部涂以碘酒做标记，然后将在酒精灯上烧红的针尖快速刺入至预定的深度，之后立即拔出，再用火罐吸拔5～10分钟。

### 六、操作手法

刺络拔罐常用闪火法。

刺激强度：根据刺激强度，叩刺分轻刺、重刺和中等刺三种。无论轻刺还是重刺都应注意运用腕部弹力，使针尖刺到皮肤后可由反作用力而使针弹起，以减轻叩刺时的疼痛。

（1）轻刺：用力较小，针尖接触皮肤的时间越短越好。临床常以患者无疼痛感，仅皮肤略潮红为度。

（2）重刺：用力稍大，针尖接触皮肤的时间可稍长。以患者稍觉疼痛、皮肤潮红但无渗血为度。

（3）中等刺：介于轻刺和重刺之间。

刺激速度：叩刺速度、用力要均匀。针尖起落要呈垂直方向。不可将针尖斜着刺入和向后拖拉起针，以免增加患者的疼痛。

### 七、适应证

（1）各种炎症，如发热、乳腺炎、肩周炎、慢性喉炎、周围性面神经炎、急性中暑、腱鞘囊肿、流行性感冒等。

（2）各种急、慢性软组织损伤，如急性腰扭伤、踝关节扭伤、软组织扭挫伤、腰肌劳损、腰椎间盘突出症等。

（3）各种皮肤病，如带状疱疹、神经性皮炎、皮肤瘙痒、顽癣、丹毒等。

（4）各种神经血管性病变，如血管神经性头痛、神经衰弱性失眠、中风引起的偏瘫、坐骨神经痛、神经衰弱、胃肠神经官能症等。

### 八、禁忌证

同本章"第一节　拔罐"相关内容。

### 九、拔罐部位

（1）局部叩刺拔罐：在病变局部，由外围向中心叩刺，再在被叩部位拔罐。

（2）穴位叩刺拔罐：在选定的某些穴位上叩刺后拔罐。

（3）循经叩刺拔罐：取疾病与脏腑络属相关的经络或循行经过病处的经络为主进行叩刺拔罐。叩刺及拔罐的顺序应同经脉的循行路线相一致。

（4）整体叩刺拔罐：根据病情需要，合理选择上述2~3种方法结合进行治疗。

## 十、操作流程

### （一）操作前准备

（1）护士准备：①双人核对医嘱。②仪表端庄，着装整洁；洗手，戴口罩。
（2）患者准备：协助排空二便，取适宜体位，注意保护患者隐私。
（3）物品准备：查所需药品、器材、罐具是否齐全，并进行清洁、消毒，按次序放置。
　A．罐具选择：同本章"第一节　拔罐"相关内容。
　B．其他用物：75%酒精或碘酊、95%酒精棉球、盛酒精容器1个、酒精灯或打火机1个、针具。
（4）环境准备：环境安静、整洁，温度适宜，用火安全，光线充足。

### （二）评估

评估患者适应证，有无禁忌证，根据病情拟订治疗方案。

### （三）告知

告知患者施术过程中的注意事项，争取患者的理解与配合，消除其恐惧心理，增强其治疗信心。

### （四）施术

（1）协助患者取舒适卧位，遵医嘱确定施术部位，充分暴露，清洁。
（2）刺络：右手拇指、示指持针，控制针尖刺深浅度。针刺时夹持或舒张皮肤，右手针进行针刺。
（3）刺络过程中注意观察患者，防晕针。
（4）拔罐：同本章"第一节　拔罐"相关内容。通过火的燃烧将罐内空气排出，使罐内形成负压后迅速扣至施术部位。

### （五）注意事项

（1）检查针具，排除针尖有钩毛或缺损、针锋参差不齐的情况。
（2）刺络拔罐宜选用玻璃罐具，以便随时观察局部变化情况。
（3）术前对针具及施术部位要严格消毒，以免发生感染。
（4）留针拔罐时，进针后留在皮面上的针柄长度要小于罐腔的高度，以免扣罐后压弯针柄而出现疼痛等不适。
（5）体位须适当，局部皮肉若有皱纹、松弛、瘢痕凸凹不平及体位移动等，火罐易脱落。
（6）治疗前须向患者说明治疗情况，避免因患者紧张恐惧致肌肉收缩而发生弯针、折针现象。

（7）胸部、背部、胁腹部、肾区及有大血管、神经分布的穴位，尤其是瘦弱者，直刺不宜过深，以免将针刺到深处造成损伤。

（8）重刺后，局部皮肤须用酒精棉球消毒，并应注意保持针刺局部清洁，以防感染。

（9）在利用三棱针等进行刺血时，要防止截断皮下的重要组织，如主要的血管、神经等，故凡皮下浅在区域有重要组织的部位（如颈侧、腹股沟或上臂内侧等处），应特别谨慎。

（10）拔罐后皮肤被吸入罐内，因此，散刺或叩刺面积需要较选定的火罐口面积略大，拔罐后该面积可以恰巧在火罐口径以内；当在相接连的两个以上部位进行刺络拔罐时，散刺或叩刺部间距要适当增宽，因为拔罐后皮肤被吸入罐内，间距缩短，导致火罐不能准确地拔到散刺或叩刺的中心，或因皮肤被向两端过度牵拉产生撕裂样疼痛。

（11）拔罐放血时达到治疗所需的出血量即应起罐（一般不管针刺面积大小或拔罐数量多少，每次出血总量以不超过 10 mL 为宜，治疗丹毒时可适当增加出血量）；为便于观察，宜选用透明罐具；出血量过多时，应立即起罐，并按压止血；拔瘀血或脓肿时，若出血缓慢，皮肤有皱褶凹陷，说明瘀血或脓液已基本拔出，应及时起罐。

（12）若用火力排气法，消毒后必须等碘酒、酒精完全挥发后才能拔罐，以防灼伤皮肤。

## 十一、罐印颜色

同本章"第一节　拔罐"相关内容。

## 十二、使用过的罐具的消毒处理

同本章"第一节　拔罐"相关内容。

## 十三、异常情况的处理与预防

同本章"第一节　拔罐"相关内容。

# 第四节　药物罐

## 一、概述

药物罐是指拔罐与药物治疗配合，拔罐时或拔罐前后配合药物应用的一种拔罐方法。通常来说，药罐法即指将拇指粗细的竹罐放入中药锅内煮沸，然后寻经取穴，在适当的穴位上将皮肤扎针刺破，把已经加热的竹罐从药锅内捞出，趁热扣在患处，等到竹罐内的水蒸气凝结成水，产生强负压，通过药力、热力和竹罐的吸力将患处的瘀血顺利地排出来，使气血畅通，从而消除病痛。

根据用药途径不同，药罐又可分为药煮罐、药酒火罐、贮药罐、涂敷药罐、药面垫罐及药走罐等。可根据需要，选用不同的排气方法及罐具，也可以与针罐法、走罐法、按摩罐法等综合应用。此法适用范围广、疗效强，具有拔罐与药物的双重治疗效果。

## 二、沿革

唐代开始有用竹筒做成竹罐代替角罐和陶罐的记录。王焘在《外台秘要》中提到"取三指大青竹筒，长寸半，一头留节，无节头削令薄似剑，煮此筒数沸，及热出筒，笼墨点处按之"。这是已知最早记载的用竹筒制作的水煮罐的吸拔方法。1086—1093年，宋代唐慎微根据《嘉祐补助本草》《图经本草》编著了《证类本草》，其中提到"治发背，头未成疮及诸热肿痛，以竹筒角之"。此后又有《瑞竹堂经验方》的竹筒吸毒法和《外科正宗》的煮拔筒法。到清代的《医宗金鉴》，拔罐思路又有所发展，首次提到将中药煮竹罐用于临床，把辨证用药和罐法紧密结合起来，此法延续至今。

中药竹罐疗法集刺络、拔罐、热疗、药疗于一身，因此效果立竿见影，自古以来就被众多医家所推崇。

## 三、工具

### （一）罐具

罐具主要为竹罐或木罐。采用的竹罐内径和拇指大小差不多，俗称"拇指罐"。药罐内水蒸气凝结成水产生的负压要比"闪火罐法"大，但由于药罐的口径较小，皮肤凸入罐内较少，因此基本没有疼痛的感觉，不会留下罐瘢，而且拔罐的部位基本上不受限制。同时，用来煎煮竹罐的中药具有活血祛风的作用，拔罐过程中可以延缓瘀血凝固的速度，以便瘀血顺利排出体外。竹罐的热度也可以有效阻止血液的凝固，且竹罐随着温度逐渐下降，内部吸力是逐渐增加的，可防止吸力增加过快使毛细血管过快充血而影响瘀血的吸出。

### （二）锅具

锅具首选砂锅、陶瓷锅、搪瓷锅，不宜选用铜锅、铁锅。

## 四、药物

药物主要用于浸泡罐具或涂抹患处。根据病情选择适当的中草药，一般以具有活血化瘀、行气止痛、清热解毒、温经散寒功效的药物为主，如菊花、杏仁、连翘、红花、桂枝、干姜等。将配制好的药物装入布袋内，放入锅内浸泡半小时左右，煎煮1小时，然后把所需大小的药罐投入药汁内同煮10分钟，即可使用。

## 五、体位

同本章"第一节 拔罐"相关内容。

## 六、常见分类

### （一）药煮罐法

将药物装入布袋内，放入锅中，加水煮沸一段时间（煮沸时间依病情需要而定。如治疗外感的药物可煮沸几分钟，甚至用沸水泡一下即可；舒筋活血药煮沸约30分钟），再将竹罐放入药液中煮2～3分钟（不宜超过5分钟），然后用筷子或镊子将竹罐夹出，罐口朝下，甩去药液，迅速用折叠的消毒湿毛巾捂一下罐口，以便吸取药液并降低罐口温度，然后趁罐内充满蒸气时迅速将罐扣在应拔部位。扣罐后，手持竹罐按压约30秒，使之吸牢。

### （二）药酒火罐法

将泡好的药酒滴入罐内，并在罐底滴入酒精数滴，保持罐口朝上，然后将罐横放，旋转1～3周，使酒精均匀地附于罐内壁上（勿使酒精沾到罐口，以免灼伤皮肤），点燃酒精后，手持罐底迅速扣在拔罐部位。注意酒精不宜滴太多，以免火焰随酒精流溢，灼伤患者。

### （三）贮药罐法

此法适用于各种罐具。先在抽气罐内盛贮一定的药液，一般为罐体积的1/2左右，药物常用生姜汁、紫苏水、两面针酊、风湿酒等，或根据需要配制，然后按抽气罐的操作法抽去罐内空气，使罐吸附在皮肤上。也可在玻璃罐内盛贮适量的药液，然后按照火罐法将罐吸附在皮肤上。

### （四）涂敷药罐法

此法指拔罐前后或拔罐时在拔罐部位涂敷药乳、药酒、药糊、药膏等的方法，用留罐法拔罐。排气方法可用火力排气法、挤压排气法，亦可用抽气排气法。

### （五）药面垫罐法

此法是将药面垫置于应拔部位再拔罐的一种治疗方法。即将选好的药物共同研成细末，每次取适量药末用水调匀涂敷，或按约1∶20的比例在面粉中加药末制成含药的药面垫，置于拔罐部位，用留罐法拔罐。

### （六）药走罐法

药走罐与走罐法的不同之处是，前者以药液、药乳、药酒、药油等为走罐润滑剂，本法可根据需要选用不同的排气方法，也可以与针罐法、按摩罐法等综合运用。

## 七、适应证

药罐疗法可用于治疗各种原因引起的头痛、颈椎病、颈肩综合征、肩周炎、腰肌劳损、腰椎间盘突出、坐骨神经痛、风湿、类风湿性关节炎、高血脂、高血压、急慢性扭伤、哮喘、气管炎、早期乳腺炎等。

## 八、禁忌证

同本章"第一节 拔罐"相关内容。

## 九、操作流程

### （一）操作前准备

（1）护士准备：①双人核对医嘱。②仪表端庄，着装整洁；洗手，戴口罩。
（2）患者准备：协助排空二便，取适宜体位，注意保护患者隐私。
（3）物品准备：治疗盘、中药、布袋、锅、药罐、长止血钳、纱块、大毛巾、屏风等。
（4）环境准备：环境安静、整洁，温度适宜，用火安全，光线充足。

### （二）评估

评估患者适应证，有无禁忌证，根据病情拟定治疗方案。

### （三）告知

告知患者施术过程中的注意事项，争取患者的理解与配合，消除其恐惧心理，增强其治疗信心。

### （四）施术

（1）用长止血钳将药罐提起，迅速倒扣在干毛巾上，甩净罐内药液（约甩10次），趁热吸附在施术部位上。
（2）在罐上覆盖大毛巾，留罐4～8分钟。
（3）施术过程中注意观察患者皮肤情况，询问患者有无不适。
（4）施术完毕起罐，清洁局部皮肤，整理用物。

### （五）注意事项

（1）煮竹罐时间要适宜。煮罐时间过长，罐体重量大，则易脱落；煮竹罐时间过短，则吸拔力不足，不易吸住。一般以煮罐3～5分钟为宜。

（2）煮罐后必须甩净罐内的热药液或热水，以免烫伤皮肤，并立即用干毛巾捂住罐口，保持罐内的温度。有知觉障碍者不宜用竹罐。

（3）根据病情选择拔罐部位和患者体位。

（4）拔罐位置每次都要更换，以免损伤皮肤。

（5）注意留罐时间，不可超过 20 分钟。

（6）根据病情决定吸拔力度与吸拔药罐的数量。

（7）禁止在血管浅显处、心搏处、鼻、眼、乳头、皮肤细嫩处、毛发多或凹凸不平处拔药罐。

（8）治疗时应严密观察患者局部及全身反应。

（9）注意观察患者对所用药物是否过敏。

## 十、使用过的罐具的消毒处理

同本章"第一节　拔罐"相关内容。

## 十一、异常情况的处理与预防

同"第一节　拔罐"。

# 第五节　火龙罐

## 一、概述

将玄石加紫砂混合后烧制成不同大小的罐体，罐口呈不规则花瓣型结构，特殊的罐口设计可以进行走罐、刮痧、按揉穴位等，而罐体内可放置 1（或 3）根直径 3 cm 的嵌银针，插上艾炷并点燃，即成为火罐，取名"火龙罐"。

## 二、沿革

火龙罐是中医整体自然疗法创始人刘伟承医师在综合推拿、艾灸、刮痧的基础上，总结其 30 余年的临床经验，通过改造传统火罐研制出的一种特殊罐，火龙罐的设计暗合中医五行思维。罐身由玄石和紫砂混合烧制而成，取"载物稼穑"之意，五行应土，在天为长夏，在人为脾；罐口材质有金、银两种，取"金补银泻"之意，五行应金，在天为秋，在人为肺；火龙罐的中心为多年艾绒压制而成的艾炷，取"初阳生发"之意，五行应木，在天为春，在人为肝；艾绒燃烧，火蕴其中，取"少火生气"之意，五行应火，在天为夏，在人为心。火龙罐的设计，五行独缺水，而人体的瘀、痰、湿、寒即为水，正好补全五行，故临床运用火龙罐可以令五行相生相克，从而平衡阴阳，使得机体恢复健康。

## 三、分类

（1）大火龙罐：多用于腰背部、臀部。
（2）中火龙罐：多用于腹部、背部、大腿。
（3）小火龙罐：分为莲花罐、佛手罐、铃铛罐。其中，莲花罐因罐口平滑，可用于儿童，及颜面部、胸部；佛手罐、铃铛罐多用于四肢、躯干、关节等。

## 四、介质

根据病情选择适当的润滑介质。常用的有凡士林、润肤乳、茶油、跌打万花油、精油等。面部火龙罐应选择无刺激性、气味清淡的介质，如精油、润肤露等。身体火龙罐宜选择具有活血、散寒、通络功效的介质，如万花油、各类精油等。

## 五、体位

同本章"第一节　拔罐"相关内容。

施术时，体位以患者感觉自然舒适为原则，以患者的自身感觉及病情为依据，操作过程中可不断更换体位，以免患者因保持一种体位过久而产生疲劳，不利于治疗。

## 六、操作手法

火龙罐疗法集推拿、刮痧、艾灸、按摩、烫熨、点穴功能于一体，结合揉、碾、推、按、点、摇、闪、震、熨、烫十种手法与艾灸的功效，避免了刮痧和负压走罐造成的疼痛感及传统火罐造成的血瘀等副作用，即刮、即化、即消，治疗性与舒适性并存。
（1）运法：罐口平扣皮肤，小鱼际紧贴皮肤。
（2）推法：罐口抬起15°推。
（3）拨法：罐口抬起15°拨。
（4）刮法：推刮、回旋刮。
（5）灸法：透热灸，用摇骰子的方式不断煽风加旺火。

## 七、施术顺序

火龙罐施术顺序为先上后下，先背腰后胸腹，先躯干后四肢，先阳经后阴经。旋罐时循经络、肌肉解剖方向旋转罐体。
（1）背腰部施术顺序：背部由上向下旋罐，一般为先后背正中线的督脉，再至两侧的膀胱经和夹脊穴。肩部应从颈部分别向两侧肩峰处旋刮。按上焦、中焦、下焦分段进行旋罐。

用全息法时，先对穴区内督脉及两侧膀胱经附近的敏感压痛点进行局部按揉，再从上向下点振穴区内的经脉。

（2）胸部施术顺序：从胸部正中线任脉天突穴到膻中穴，用罐的梅花瓣角部自上向下旋刮旋揉。胸部两侧以身体前正中线任脉为界，分别向左右（先左后右）用整个边缘由内向外沿肋骨走向旋转罐体，注意避开乳头。中府穴处宜用瓣角部从上向下点按点揉。

（3）腹部施术顺序：以肚脐眼为中心，由上向下同侧旋转罐体。可用罐体的整个边缘或三分之一边缘，自上而下点振，切忌用力。内脏下垂者，应由下向上点振摆动。

（4）四肢施术顺序：四肢由近端向远端旋揉点振罐体，下肢静脉曲张及下肢浮肿患者应从肢体末端向近端旋罐，关节骨骼凸起部位应顺势减轻力度。

## 八、选穴

（1）遵循中医脏腑阴阳表里的辨证关系、经络循行和穴位分布。

（2）近部取穴：即在病变局部或者邻近部位选取相关的穴位，对其局部起到祛除邪气、疏通气血、消瘀止痛等作用，从而改善局部病症。局部疼痛、满闷、麻木或其他不适症状均可用近部取穴。

（3）远部取穴：即选取离病变部位较远的穴位进行治疗。

（4）随症取穴：利用腧穴的特殊性质，针对一些病变部位不明确或全身性的疾病所采用的一种取穴原则，如外感发热选大椎、曲池等穴。

（5）背部取穴：即取脊背部督脉和膀胱经上的腧穴。督脉为阳脉之海，而足太阳膀胱经在背部有五脏六腑的腧穴。其可以反映出脏腑、经络的相应病变，因此对这些腧穴施以适当的刺激，则有良好的调理相关脏腑的作用。

## 九、适应证

（1）脊柱软伤类病症：如颈椎病、腰椎间盘突出症、强直性脊柱炎。

（2）腰背部肌肉损伤：如上背痛、急性腰扭伤、局部肌肉拉伤。

（3）胃肠类疾病：如便秘、便溏、腹胀、消化不良。

（4）妇科疾病：如月经不调、痛经、子宫肌瘤。

（5）中医的风、寒、湿所致的痹证。

（6）外伤骨折后的水肿，中风后遗症，糖尿病微循环障碍所致的酸、麻、胀、痛。

## 十、禁忌证

（1）患有急性疾病者慎用。

（2）接触性过敏或艾烟过敏者慎用。

（3）不明原因内出血者慎用。

（4）孕妇腰骶部和腹部慎用。
（5）糖尿病末梢神经损伤者慎用。
（6）严重外伤未缝合伤口局部禁用。
（7）有传染性疾病者禁用。
（8）情绪激动者、精神病患者、醉酒者、吸毒人员禁用。

## 十一、操作流程

### （一）操作前准备

（1）护士准备：①双人核对医嘱。②仪表端庄，着装整洁；洗手，戴口罩。
（2）患者准备：协助排空二便，取适宜体位，注意保护患者隐私。
（3）物品准备：火龙罐、艾炷、打火枪（气枪）、吹气筒/鼓风机、润滑油、纸巾、一次性床单、计时器，必要时备移动抽烟机。
（4）环境准备：治疗室开窗换气，备屏风，可升降治疗床、椅，治疗床上铺一次性床单，将床高度调至合适位置，保持周边环境整洁舒适，用火安全，光线充足。

### （二）评估

评估患者适应证，有无禁忌证，根据病情拟定治疗方案。

### （三）告知

告知患者施术过程中的注意事项，争取患者的理解与配合，消除其恐惧心理，增强其治疗信心。

### （四）施术

（1）洗手，轻插艾炷，防止艾炷破碎。
（2）点燃艾炷，火焰对准艾炷圆边和中心，防止火焰过大烧到罐口。
（3）"一摸二测三观察"：摸罐口有无破裂，测罐口温度是否过高，观察艾炷燃烧升温是否均匀、升温是否正常。
（4）协助患者取合理体位，暴露施术部位，注意保暖，局部涂抹按摩膏或适当的精油。
（5）施术时手掌的小鱼际先接触皮肤然后再落罐。
（6）施术集推拿、刮痧、艾灸功能于一体，结合揉、碾、推、按、点、摇、闪、震、熨、烫等不同手法正旋、反旋、摇拨、摇振罐体作用于皮肤肌肉组织。
（7）每部位施术 20~30 分钟，至皮肤微微发红、发热。具体视疾病情况而定。
（8）施术暂停期间或施术后，必须将罐放置在配套的托盘上，盘内垫湿巾。
（9）艾炷不可等到燃尽再换，罐底发烫即应更换艾条。
（10）罐放置 10 分钟待温度降低后，浇水并剔除浸湿的残艾，清洗干净后晾干备用。

### （五）注意事项与护理

#### 1. 手法要求

（1）注意持罐推拿的要点，以及其与普通推拿手法的不同，运罐时注意使皮肤放松。

（2）操作不熟练者应逐步进行徒手练习、持罐练习、燃艾练习。

#### 2. 防止烫伤

（1）点火时避免烧到罐口。

（2）注意做好"一摸二测三观察"。

（3）操作过程中注意把控罐温，注意施术量，避免过度施术，以免艾条脱落、艾灰脱落，引起烫伤。

#### 3. 治疗结束后的护理及要求

（1）治疗结束后嘱患者注意保暖，避免受凉。

（2）若出现口干、舌燥等上火症状，可适当饮淡盐水。

## 十二、使用过的罐具的消毒处理

（1）注意做好火龙罐的清洁、消毒处理。

（2）火龙罐罐体外侧面可用洗手液清洗，再用75%酒精擦拭消毒，罐内可倒75%酒精浸泡消毒。

## 十三、异常情况的处理与预防

（1）出现晕罐时，应立即停止操作，并让患者去枕平卧休息；患者可适当饮温水。若不能缓解，可刮拭或点按或针刺极泉、百会、内关、涌泉等穴。

（2）对于初次进行火龙罐疗法或对火龙罐有恐惧心理者，操作前应对其做好解释工作；操作时动作宜由轻到重，使患者逐渐适应。

（3）对于体弱、劳累过度，或长途跋涉后出汗较多者，应嘱其适当休息后再进行治疗。

（4）不可采用过重手法，或延长施术时间，使患者心里难以承受，以致意外发生。

（5）心脏病、白血病、血小板减少性疾病患者慎用火龙罐。

# 第三章
# 痧疗类技术

## 第一节 刮痧

### 一、概述

刮痧是在中医经络学说指导下，运用边缘钝滑的硬物器具，如牛角类、砭石类等刮板或匙，金属针具、瓷勺、古钱、玉石片等，蘸上食用油、白酒、凡士林、清水等介质，在人体的皮肤、经络、穴位和病变部位，反复地刮、揪、挤、捏、刺等，使局部出现痧斑，有疏通腠理、驱邪外出、疏通经络、调和营卫、平衡脏腑之功能，从而达到防病治病目的的一种中医外治法。

### 二、沿革

较早的关于刮痧的文字记载出现于元代医家危亦林在1337年撰写的《世医得效方》卷二"沙证"（当时用"沙"字而未用"痧"字）一节：沙证"原其证古方不载，所感如伤寒，头痛呕恶，浑身壮热，手足指末微厥，或腹痛闷乱，须臾能杀人"。"心腹绞痛，冷汗出，胀闷欲绝，俗谓搅肠沙，今考之，此证乃名干霍乱，此亦由山岚瘴气，或因饥饱失时、阴阳暴乱而致。"到明代，关于刮痧治病的记录更加详细和完善，多沿用了危亦林的说法，但是将"沙"换成了"痧"，扩展了"痧证"的范畴。明代《医学正传》中明确提到"治痧者，或先用热水蘸搭臂膊而以苎麻刮之"，即为刮痧之意。明代医家张景岳在《景岳全书》中也有刮痧疗法的记载。清代，第一部刮痧专著《痧胀玉衡》问世，自此刮痧疗法从民间疗法逐渐被医学界认可和重视。

### 三、工具

刮痧工具多种多样，以大小适宜、操作方便、无尖角为宜，包括苎麻、蚌壳、铜钱、硬币、瓷调羹、黄铜刮痧板、牛角刮痧板、砭石等。

（1）苎麻：又称为"夏法"，古代多用，现已不用，是将成熟的苎麻剥皮晒干后，将根部较粗的纤维聚成一团作为刮痧工具。

（2）瓷调羹、瓷碗等：此类工具应选用边缘光滑、无破损者。目前农村较多使用。

（3）硬币：此类工具应选用边缘较厚、无残缺者。过去较常用的是铜钱。

（4）黄铜刮痧板：此类工具能与人体达到非常好的共振频率，刮拭部位温度会随着刮拭而升高，入脉之气的温度也随之升高，有利于化解脉里瘀结。

（5）牛角刮痧板：此类工具一般由水牛角制成，水牛角具有清热凉血、排毒通络、醒神健智的功效。

（6）砭石：此类工具是由泗滨浮石制成，对睡眠不佳及神经衰弱有一定的改善作用。

（7）玉制刮痧板：此类工具由玉石加工而成。玉石含有人体所需的多种微量元素，有滋阳清热、养神宁志、健身祛病的作用。

## 四、介质

刮痧的介质有刮痧油、植物油、水、精油、润肤剂、酒等。

（1）面部刮痧时应选择没有刺激性、气味清淡的介质，如精油、润肤露等。

（2）身体刮痧时宜选择具有活血、散寒、通络作用的介质，如各种刮痧油、药酒等。

## 五、体位

根据刮拭的部位不同应采用不同的刮痧体位，如俯伏坐位、仰靠坐位、俯卧位、侧卧位、仰卧位。施术时，体位以患者感觉自然舒适为原则，以患者自身感觉和病情为依据。在操作过程中，患者可以不断更换体位，以避免患者因一种体位过久而产生疲劳，不利于治疗。

（1）头部：取坐位。
（2）颈部：取仰靠坐位。
（3）项部：取俯伏坐位。
（4）肩部：取坐位。
（5）背部：取坐位、俯伏坐位或俯卧位。
（6）腰部：取坐位或俯卧位。
（7）臀部、胯部：取站立位。
（8）大腿部：取站立位。

## 六、常见分类

根据病情选择相应的刮痧操作手法是达到刮痧治疗效果的关键。

根据刮痧工具的不同，刮痧疗法又可分为刮痧法（用刮具）、撮痧法（用手指）、挑痧法（用针具）和放痧法（用针具）四大类。根据手法不同，上述四法又各分若干法。下面主要讲述用刮具进行的刮痧法。

根据临床应用不同，刮痧法又可分为直接刮法和间接刮法两种。

(1) 直接刮法：一般多运用此法。操作前先检查刮具是否完好，并让患者取相应体位，暴露需要进行刮痧的部位。施术者以纱布或毛巾清洁局部皮肤，并将少量刮痧介质均匀涂于被刮部位的皮肤上。手持刮具顺着肌肉的纹理走向刮拭，刮痧板与皮肤呈45°，根据局部肌肉厚薄情况可适当调整角度，勿来回刮蹭，以免损伤皮肤。

(2) 间接刮法：此法适用于3岁以下婴幼儿高热或中枢系统感染出现抽搐者，或年老体弱患者及患有某些皮肤病的患者。先在患者治疗部位覆盖一层薄的棉布或毛巾，然后再用刮具在其上进行刮摩，使皮肤发红、充血，出现痧斑后即可更换刮痧位置。由于有物阻隔，此法产生的刺激弱于直接刮摩皮肤所产生的刺激。

### 七、操作手法

施术者多选用刮痧工具，刮痧板与皮肤呈45°（根据不同部位、患者肌肉厚薄情况，可适当调整角度）。刮拭时应快慢有序，力度不可太大，应根据病情需要采用补泻或平补平泻手法。刮拭时应始终保持一个方向，多从上而下，从内向外，不可来回刮拭；多采用直线刮拭，多沿经络；也可根据需求，用刮痧板的角部对穴位进行点穴按压。根据患者的症状、刮痧部位，采用不同的手法进行刮拭。

#### （一）轻刮法

刮痧板接触皮肤下压刮拭的力量小，被刮者无疼痛及其他不适感。轻刮后皮肤仅出现微红，无瘀斑。本法宜用于年老体弱者、对疼痛敏感的部位及虚证患者。

#### （二）重刮法

刮痧板接触皮肤下压刮拭的力量较大，以患者能承受为度。本法宜用于腰背部脊柱两侧、下肢软组织较丰富处、青壮年体质较强者，以及实证、热证、痛症患者。

#### （三）快刮法

刮拭的频率在每分钟30次以上。此法多用于体质强壮者，主要用于刮拭背部、四肢，以及辨证属于急性外感病症的患者。

#### （四）慢刮法

刮拭的频率在每分钟30次以内。本法主要用于刮拭头面部、胸部、下肢内侧等部位，以及辨证属于内科、体虚的慢性病患者。

#### （五）直线刮法

此法又称直板刮法，是用刮痧板在人体体表进行有一定长度的直线刮拭。本法宜用于身体比较平坦的部位，如背部、胸腹部、四肢部位。

#### （六）弧线刮法

刮拭方向呈弧线形，多循肌肉走行或根据骨骼结构特点而定，刮拭后体表出现弧线形的痧痕。本法宜用于胸背部肋间隙、肩关节和膝关节周围等部位。

### （七）摩擦法

将刮痧板与皮肤直接紧贴，或隔衣服进行有规律的旋转移动，或直线式往返移动，使皮肤产生热感。此法宜用于有麻木感或绵绵隐痛的部位，如肩胛内侧、腰部和腹部；也可以用于刮痧前，使患者放松。

### （八）梳刮法

使用刮痧板或刮痧梳从前额发际处，即双侧太阳穴处，向后发际处做有规律的单向刮拭，如梳头状。此法宜用于头痛、头晕、疲劳、失眠和精神紧张等病症。

### （九）点压法（点穴法）

用刮痧板的边角直接点压穴位，力量逐渐加重，以患者能承受为度，保持数秒后快速抬起刮痧板，重复操作 5～10 次。此法适宜用于肌肉丰满处的穴位，或刮痧力量不能深达的部位，或不宜直接刮拭的骨关节凹陷部位，如环跳、委中、犊鼻、水沟和背部脊柱棘突之间等。

### （十）按揉法

刮痧板在穴位处做点压按揉，点压后做往返或顺逆旋转。操作时刮痧板应紧贴皮肤不滑动，每分钟按揉 50～100 次。此法宜用于太阳、曲池、足三里、内关、太冲、涌泉、三阴交等穴位。

### （十一）角刮法

使用角形刮痧板或让刮痧板的棱角接触皮肤，刮痧板与体表呈 45°，自上而下或由里向外刮拭。此法宜用于四肢关节、脊柱两侧、骨骼之间和肩关节周围的穴位，如风池、内关、合谷、中府等穴位。

### （十二）边刮法

用刮痧板的长条棱边进行刮拭。此法宜用于面积较大的部位，如腹部、背部和下肢等。

## 八、刮痧顺序

刮痧一般采用先上后下、先阳后阴、先左后右、先躯干后四肢的顺序。例如，先头部后身体；先肩颈后背部，再胸腹，最后四肢、肘、腘窝。

（1）头部：从前往后刮，从前发际到百会，再以此为中线往两侧刮拭，刮至两侧太阳穴再分段从百会到后发际，依同样顺序往两侧刮拭。

（2）颈部：颈部两侧由耳垂部向下刮至颈肩部；颈前由颌下向下刮至天突，由上向下刮拭；颈部后侧由颅底向下至大椎穴，由上向下刮拭。

（3）肩部：由大椎及颈肩部向外直刮或斜刮至肩峰部位，要刮过肩峰。

（4）背部：先由大椎沿后背正中的督脉向下直刮至腰骶部，刮具与皮肤的角度应适当减少，力度应适中，避免损伤骨膜；再刮拭两侧的华佗夹脊和膀胱经，由上向下顺刮；背部肋间由内向外斜刮，可成排骨状刮拭。

（5）胸部：由天突向下刮至鸠尾（剑突下），胸肋部两侧由内向外沿肋间斜刮。

（6）腹部：由鸠尾向下直刮至耻骨；腹正中线两侧均由上向下顺刮，刮至天枢穴，再沿着肋骨走向往外刮。

（7）腰臀部：腰臀部从上至下、从外至内，往骶骨方向刮拭，骶尾部一定要刮到八髎穴。

（8）四肢：上肢、下肢的内外侧均由上向下顺刮；肘、腘窝处亦由上向下顺刮，但力度可稍大。

## 九、补与泻

刮痧疗法的作用是使失调的阴阳恢复相对平衡，以达到防病治病的目的。《素问·通评虚实论》说："邪气盛则实，精气夺则虚。"故在治疗上应"盛则泻之，虚则补之"。补虚与泻实是刮痧的重要手法，通过此手法可调节机体功能，祛邪外出。

（1）刮拭力度小、速度慢、刺激时间短、作用浅，有助于激发人体的正气的手法为补法。

（2）刮拭力度大、速度快、刺激时间长、作用深，有助于疏泄病邪的手法为泻法。

（3）顺着经络走向刮拭的手法为补法，逆着经络走向刮拭的手法为泻法。

（4）刮拭手法介于补法和泻法之间的手法为平补平泻法。

## 十、适应证

（1）内科疾病：外感疾病所致的不适，如高热头痛、恶心呕吐、腹痛腹泻、急慢性支气管炎、肺部感染、急慢性胃炎、脑梗死后遗症、高血压、冠心病、糖尿病、哮喘、面瘫，以及各种神经痛、脏腑痉挛性疼痛等。

（2）外科疾病：以疼痛为主要症状的各种外科病症，如感受风寒湿邪导致的各种软组织疼痛、甲状腺结节、乳腺结节、肺结节、胆囊炎等。

（3）骨科疾病：各类骨关节病引起的疼痛，如腰腿痛、肩关节疼痛、腱鞘炎、颈椎腰椎痛、肩周炎、落枕、慢性腰痛、坐骨神经痛、膝关节骨质增生等。

（4）妇科疾病：月经不调、痛经、闭经、乳腺增生、子宫肌瘤、卵巢囊肿、不孕不育、产后病等。

（5）儿科疾病：营养不良、生长发育迟缓、食欲不振、小儿感冒、腹泻、遗尿等。

（6）五官科疾病：牙痛、鼻炎、咽喉肿痛、视力减退、急性结膜炎、弱视、青少年假性近视、耳鸣、耳聋等。

（7）其他疾病：失眠、皮肤病等。
（8）保健：强身健体、预防疾病、病后恢复、减肥、美容养颜、消斑除痘、延缓衰老等。

## 十一、禁忌证

（1）有出血倾向的疾病，忌用或慎用刮痧治疗，如血小板减少性疾病、白血病等。
（2）凡危重病症，如急性传染病、严重心脑血管疾病、肝肾功能不全、全身水肿等，不宜行刮痧治疗。
（3）刮痧不配合者，如醉酒、精神分裂症、抽搐者不宜进行刮痧。
（4）孕妇的腹部、腰骶部不宜进行刮痧。
（5）皮肤溃烂处、女性乳房、乳头、肚脐、不明原因包块患处等禁止刮痧。

## 十二、操作流程

### （一）操作前准备

（1）护士准备：①双人核对医嘱。②仪表端庄，着装整洁；洗手，戴口罩。
（2）患者准备：协助排空二便，取适宜体位，注意保护患者隐私。
（3）物品准备：治疗盘、铜砭、刮痧油、毛巾、卷纸，必要时备毛巾、屏风等。检查刮具有无破损。
（4）环境准备：环境安静、整洁，温度适宜，光线充足。

### （二）评估

评估患者适应证，有无禁忌证，根据病情拟订治疗方案。

### （三）告知

告知患者施术过程中的注意事项，争取患者的理解与配合，消除其恐惧心理，增强其治疗信心。

### （四）施术

（1）用砭蘸取适量刮痧油均匀涂抹于刮痧部位。
（2）刮痧时，沉肩垂肘，用力均匀。以经络方向为依据顺人体纵行向下，不要来回刮，板回位时不离开皮肤，可利用砭的不同部位刮拭人体的不同部位，以向外、向下为主要方向。

### （五）注意事项

（1）环境宜安静、清洁，空气流通。注意操作室温度，避免过冷或过热，冬季应注意保暖，避风寒；夏季应避免风扇直接吹被刮部位，更不可在空调出风口处或当风处进行刮治，以免受风寒之邪侵袭而加重病情。

（2）不可在过饥、过饱、过度紧张、过度疲劳、剧烈活动后、酒后等情况下进行刮痧治疗，以免发生晕刮。

（3）刮痧时患者应充分暴露被刮部位，并事先做好皮肤清洁工作；操作过程中注意保护患者隐私。

（4）刮痧后应稍休息，有汗者应擦干后方可外出；刮痧部位4小时内不宜洗澡，24小时内不能洗冷水澡；面部刮痧后4小时内不化彩妆，不热敷，不用冷水洗脸。

（5）刮痧后宜适当饮用温开水，当天清淡饮食，以助痧毒排出，注意休息，避免剧烈运动。

（6）第一次刮痧的时间不宜过长，手法不宜过重，应循序渐进，以患者能耐受为度。对皮肤薄、敏感性皮肤者，刮拭时宜由轻到重，也可垫上垫布间接刮拭。

（7）对传染性皮肤病、感染炎症期、疖肿、痈疽、瘢痕、溃疡皮损、不明包块和硬结，不可直接刮拭于病灶部位。

（8）面部刮痧后可能在身体反射区出现微红现象。

（9）刮痧后若隔日产生轻微红点，起痧粒2～3颗，是肌肤代谢与血液循环加快的产物，属正常生理现象，不必惊慌，刮痧2～3次后即不再发生。

（10）对于身体或四肢部位的压痛点或条索状物，要重点刮拭，使刮拭的力传达到皮下的深层组织，以透皮入骨。

（11）操作过程中，要不断询问患者的反应情况，如有无疼痛感、发热感、汗出情况，心中有无发闷、烦躁、吐泻等感觉。根据患者反应来调整刮拭手法的轻重快慢。

（12）刮痧顺序一般为先头面后手足，先腰背后胸腹，先上肢后下肢，先内侧后外侧。

（13）刮痧时用力要均匀，由轻到重，以患者能耐受为度；沿单一方向刮，不可来回刮。一般刮至皮肤出现红紫，或出现粟粒状、丘疹样斑点，或条索状斑块等形态变化，并伴有局部热感或轻微疼痛为度。对不易出痧或出痧较少的患者，不可强求出痧。

（14）刮痧的间隔时间：面部刮痧、耳穴刮痧可每周2次，身体刮痧可每周1次，也可根据需要调整，但应待刮痧部位痧退方可再刮拭。

## 十三、选穴与配穴

### （一）选穴原则

（1）近部取穴法：即在病变局部或者邻近部位选取相关的穴位，对局部起到驱邪外出、疏通气血、消瘀止痛等作用，从而改善局部病症。近部取穴是一种重要的取穴方法。局部疼痛、满闷、麻木或其他不适症状均可选用近部取穴进行治疗。

（2）远部取穴法：即选取离病变部位较远的穴位进行配伍。例如，咽喉肿痛取鱼际、合谷等穴，胃痛取足三里、内关等穴。

（3）随症取穴法：利用腧穴的特殊性质，针对一些病变部位不明确或全身性的疾病所采用的一种选穴刮痧原则。例如，外感发热选大椎、曲池等穴，昏迷取水沟、内关等穴。

(4) 背部取穴法：即取脊背部督脉和膀胱经上的腧穴。督脉为阳脉之海，而足太阳膀胱经在背部有五脏六腑的腧穴。其可以反映出脏腑、经络的相应病变，因此对这些腧穴施以适当的刺激，则有良好的调理相关脏腑的作用。

## （二）配穴原则

(1) 本经配穴法：指选取发生病变的脏腑经脉的腧穴进行配伍。例如，咳嗽取肺经的中府、尺泽等穴。

(2) 表里经配穴法：指取表里两经的穴位进行配伍。例如，胃痛可以取胃经的中脘、足三里等穴，也可以结合脾经的地机、阴陵泉等穴。

(3) 上下配穴法：指选取人体上部穴位和下部穴位相结合治疗疾病的方法。例如，高血压既可取用上部的桥弓穴，又可取用下部的太溪、涌泉等穴。

(4) 前后配穴法：指选取胸腹部的穴位和腰背部的穴位配合应用。例如，哮喘前取中府、膻中等穴，后取肺俞、膏肓等穴。

(5) 左右配穴法：指根据经脉循行左右交叉的原理，在配穴时实施左病取右或右病取左的取穴方法。例如，一侧发生腰痛取对侧的腰眼、肾俞、膈俞等穴。

(6) 远近配穴法：指选取病变的局部或者邻近部位和远处穴位配伍应用。例如，牙痛近取颊车、大迎等穴，远取合谷、太溪等穴。

## 十四、使用过的刮具的消毒处理

(1) 注意做好刮具的消毒隔离工作，做到一人一板。若条件有限，用过的刮痧板必须清洁、消毒处理后方可用于下一人，避免交叉感染。

(2) 水牛角刮痧板可用75%酒精擦洗，但不可浸泡。黄铜刮痧板可用75%酒精浸泡，有条件的可进行高压蒸气消毒。砭石刮痧板可用酒精浸泡消毒。

## 十五、异常情况的处理与预防

晕刮：即在刮痧过程中或刮痧后，患者出现面色发白、恶心、出冷汗等反应。

(1) 出现晕刮时，应立即停止操作，并让患者平卧休息，枕头可适当放低，可适当饮温开水。若不奏效，可刮拭或点按或针刺极泉、百会、内关、涌泉等急救穴。

(2) 对于初次刮痧或对刮痧有恐惧心理者，操作前应向其做好解释工作，操作时动作宜由轻到重，给患者一个缓冲、适应的过程。

(3) 体弱、劳累过度或长途跋涉汗出较多者，应适当休息后再治疗。

(4) 不可为了追求出痧而采用过重手法，或延长刮痧时间，追痧出现，使患者难以承受以致意外发生。

(5) 心脏病、白血病、血小板减少性疾病患者，以及女性经期应慎刮。

# 第四章

# 耳疗类技术

## 第一节 耳穴压豆

### 一、概述

中医认为，人的五脏六腑均可以在耳郭上找到对应的发射区，当人体脏腑、器官患有不同程度的疾病时，往往会在耳郭的相关穴区出现反应，如脱屑、水泡、丘疹、充血、硬结、疣赘、色素沉着等，刺激这些相应的反应点及穴位，可起到防病、治病的作用，这些反应点及穴位就是耳穴。

耳穴压豆是用胶布将表面光滑、近似圆球状或椭圆状的中药王不留行籽或小绿豆等准确地粘贴于耳穴处，给予适度的揉、按、捏、压，使穴位处产生酸、麻、胀、痛等感觉，以达到治疗目的的一种中医外治疗法，又称耳郭穴区压迫疗法。

### 二、沿革

耳穴压豆是耳穴疗法的一种，它在耳针疗法的基础上发展起来，是一种便捷、经济、操作简单、适应证广、防治并用、安全有效、易于推广的保健方法。

《黄帝内经》中就有关于耳穴疗法的记述，《黄帝内经·素问》有59条，《黄帝内经·灵枢》有36条。《黄帝内经·灵枢》又称黄帝针经，不仅首次提出耳穴诊治疾病的原理，还有对耳穴的描述和应用耳郭治病的记载。随后历代医家对耳穴治病的机理进行了相关的研究，认为耳为十二经脉气血汇聚之所。正如《黄帝内经·灵枢》"邪气脏腑病形"篇言："十二经脉，百六十五络；其血气皆上于面而走窍，其精阳之气走于目而为睛，其别气走于耳而为听。"晋代葛洪《肘后备急方》中载秦越人治尸厥，"以管吹其左耳，中极三度，后吹右耳三度"的方法，并载有东汉张仲景"救卒死而目闭者，捣薤汁灌之耳"的经验。

在我国农村也流传着许多利用耳郭治疗疾病的经验。例如，针刺耳垂治疗急性结膜炎，针挑耳后静脉放血治疗目赤痛，陶针划刺耳周治疗胁痛、泄泻，按摩耳中的运耳法、用双手提拉耳垂治疗头痛，手捏耳垂治疗小儿惊风等。

耳穴的刺激方法有毫针刺法、电针法、埋针法、耳穴压豆法、灸法、刺血法、水针法、磁疗法、按摩法等。其中，耳穴压豆疗法又称为耳郭穴区压迫疗法，因其既能持续刺激穴位，又较安全，在临床应用较广泛。

### 三、耳与经络的关系

耳与经络有着密切的关系。《黄帝内经·内经》中对耳与经脉、经别、经筋的关系都有较详细的论述，如手太阳小肠经、手少阳三焦经、足少阳胆经等经脉的支脉、经别都入耳中；足阳明胃经、足太阳膀胱经分别上耳前，至耳上角；六条阴经虽不直接入耳郭周围，但通过经别与阳经相合。因此，十二经都直接或间接上达于耳。足阳明之筋、足少阳之筋、手太阳之筋、手少阳之筋则分别循耳前、耳后和入耳中。因此，《黄帝内经·灵枢》"口问"篇说："耳者，宗脉之所聚也。"由此可见，耳与经络的关系在《黄帝内经》时期已奠定了基础。后世医著又多有阐述，如《医学真经》说："十二经脉，上终于耳，其阴阳诸经，适有交并。"

### 四、耳与脏腑的关系

中医认为，耳不是一个单纯的听觉器官，它与脏腑有着密切的联系。《黄帝内经》有"心，开窍于耳""肾气通于耳""肝病者，虚则耳无所闻"的论述。《难经》有"肺主声，令耳闻声"之说。《厘正按摩要术》把耳分为心、肝、脾、肺、肾五部，即耳上轮（对耳轮）属心，耳背玉楼属肝，耳轮属脾，耳皮肉属肺，耳珠（耳垂）属肾。由于耳与五脏有密切的联系，五脏的疾病可以反映到相应的耳穴区，刺激相应的耳穴区可以调节脏腑、器官的功能活动，治疗疾病。

### 五、耳郭的正面解剖

耳郭的正面解剖如图4-1所示。

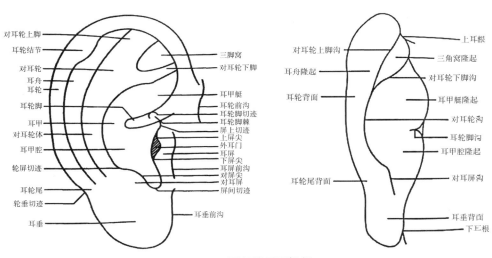

图4-1 耳郭的正面解剖

耳垂：耳郭下部无软骨的部分。
耳垂前沟：耳垂与面部之间的浅沟。
耳轮：耳郭卷曲的游离部分。
耳轮脚：耳轮深入耳甲的部分。
耳轮脚棘：耳轮脚和耳轮之间的软骨隆起。
耳轮脚切迹：耳轮脚棘前方的凹陷处。
耳轮结节：耳轮后上部的膨大部分。
耳轮尾：耳轮前下移行于耳垂的部分。
轮垂切迹：耳轮和耳垂后缘之间的凹陷处。
耳轮前沟：耳轮与面部之间的浅沟。
对耳轮：与耳轮相对呈"丫"字形的隆起部，由对耳轮体、对耳轮上脚和对耳轮下脚三部分组成。
对耳轮体：对耳轮下部呈上下走向的主体部分。
对耳轮上脚：对耳轮向上分支的部分。
对耳轮下脚：对耳轮向前分支的部分
轮屏切迹：对耳轮与对耳屏之间的凹陷处。
耳舟：耳轮与对耳轮之间的凹沟。
三角窝：对耳轮上、下脚与相应耳轮之间的三角形凹窝。
耳甲：耳轮和对耳轮、对耳屏、耳屏及外耳门之间的凹窝，由耳甲艇、耳甲腔两部分组成。
耳甲艇：耳轮脚以上的耳甲部。
耳甲腔：耳轮脚以下的耳甲部。
耳屏：耳郭前方呈瓣状的隆起。
屏上切迹：耳屏与耳轮之间的凹陷处。
上屏尖：耳屏游离缘上隆起部。
下屏尖：耳屏游离缘下隆起部
耳屏前沟：耳屏与面部之间的浅沟。
对耳屏：耳垂上方，与耳屏相对的瓣状隆起
屏间切迹：耳屏和对耳屏之间的凹陷处。
外耳门：耳甲腔前方的孔窍。
耳垂部分区：将耳垂分为9区。在耳垂上线至耳垂下缘最低点之间划两条等距离平行线，于该平行线上引两条垂直等分线，将耳垂分为9个区，上部由前到后依次为耳垂1区、2区、3区；中部由前到后依次为耳垂4区、5区、6区；下部由前到后依次为耳垂7区、8区、9区。

## 六、耳穴的分布规律

耳郭上耳穴的分布有一定规律，耳穴的分布犹如一个倒置于子宫内的胎儿，头部朝下，臀部朝上。与上肢相应的穴位在耳舟，与躯干相应的穴位在对耳轮体部，与下肢相应的穴位在对耳轮上、下脚，与腹腔相应的穴位在耳甲艇，与胸腔相应的穴位在耳甲腔，与消化道相应的穴位在耳轮脚周围等（图 4-2）。

## 七、常用耳穴的定位及其主治

常用耳穴的定位如图 4-2 所示。

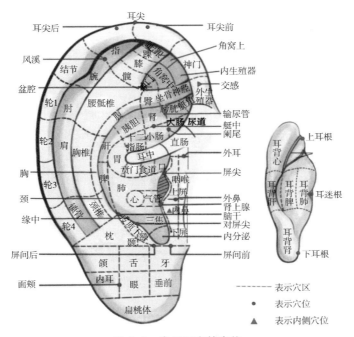

图 4-2　常用耳穴的定位

（1）交感：在对耳轮下脚末端与耳轮内缘相交处。主治：自主神经功能失调引起的诸种病症（失眠、多汗及性功能障碍等）、内脏绞痛症（心、肾、胆绞痛）等。

（2）神门：在三角窝后 1/3 的上部。主治：失眠、多梦、头痛、荨麻疹等过敏性疾病及戒断综合征。

（3）皮质下（别名"脑"）：在对耳屏内侧面。主治：大脑皮层兴奋与抑制失调而引起的多种病症，并有镇静安神、止痛、止呕、固脱的作用。

（4）内分泌：在屏间切迹，耳甲腔的前下部。主治：内分泌失调引起的各种病症、生殖系统疾病、变态反应性疾病（如荨麻疹、湿疹、过敏性鼻炎、风湿性关节炎）。

（5）肾上腺：在耳屏游离缘下部尖端。主治：不明原因引起的发热、风湿性关节炎、腮腺炎、咳嗽、哮喘、过敏性皮炎、高血压等。有"三抗一退"作用，即抗过敏、抗风湿、抗感染、退热。

（6）胃：在耳轮脚消失处。主治：胃痉挛、胃炎、胃溃疡、消化不良、恶心呕吐、前额痛、牙痛、失眠。

(7) 肾（强壮保健穴）：在对耳轮下脚下方后部。主治：腰痛、耳鸣、神经衰弱、肾盂肾炎、遗尿、遗精、阳痿、早泄、哮喘、月经不调。

(8) 肝：在耳甲艇的后下部。主治：胁痛、眩晕、经前期紧张症、月经不调、更年期综合征、眼病等。

(9) 脾：在耳甲腔的后上部，耳轮脚延长线以下。主治：腹胀、腹泻、便秘、功能性子宫出血、水肿、痿证、失眠。

(10) 心：在耳甲腔正中凹陷处。主治：心动过速、心律不齐、心绞痛、无脉症、神经衰弱、癔症、口舌生疮。

(11) 臀：在对耳轮下脚的后1/3处。主治：坐骨神经痛、臀部疼痛。

(12) 腹：在对耳轮体前部上2/5处。主治：腹痛、腹胀、腹泻、急性腰扭伤、痛经、产后宫缩痛。

(13) 腰骶椎：在腹区后方。主治：腰骶部疼痛。

(14) 胸：在对耳轮体前部中2/5处。主治：胸胁疼痛、胸闷、乳痈、乳少。

(15) 胸椎：在胸区后方。主治：胸胁疼痛、经前乳房胀痛、产后乳少、乳痈。

(16) 颈：在对耳轮体前部下1/5处。主治：落枕、颈项强痛。

(17) 颈椎：在颈区后方。主治：落枕、颈椎病。

(18) 内生殖器：在三角窝前1/3的下部。主治：痛经、月经不调、白带过多、功能性子宫出血、遗精、阳痿、早泄。

(19) 盆腔：在三角窝后1/3的下部。主治：盆腔炎、附件炎。

(20) 耳背沟（又名"降压沟"）：在对耳轮沟和对耳轮上、下脚沟处，耳背面呈"丫"字形凹沟部。主治：高血压、皮肤瘙痒症、头痛、眼花、顽固性皮肤病、慢性荨麻疹、牛皮癣。

(21) 耳垂穴位：

牙：在耳垂正面前上部，即耳垂1区。主治：牙痛、牙周炎、低血压。

舌：在耳垂正面中上部，即耳垂2区。主治：舌炎、口腔炎。

颌：在耳垂正面后上部，即耳垂3区。主治：牙痛、颞下颌关节功能紊乱综合征。

耳垂前：在耳垂正面前中部，即耳垂4区。主治：神经衰弱、牙痛。

眼：在耳垂正面中央部，即耳垂5区。主治：假性近视、目赤肿痛、迎风流泪。

内耳：在耳垂正面后中部，即耳垂6区。主治：内耳眩晕症、耳鸣、听力减退。

面颊：在耳垂正面，眼区与内耳区之间，即耳垂5、6区交界处。主治：周围性面瘫、三叉神经痛、痤疮、扁平疣。

扁桃体：在耳垂正面下部，即耳垂7区、8区、9区。主治：扁桃体炎、咽炎。

## 八、主治病症

耳穴压豆能起到持续刺激的作用，患者可以不定时地在贴敷处按压以加强刺激。本法对于老年慢性支气管炎、高血压、胆石症、遗尿等慢性病患者更为适用。下面介绍耳穴压豆的几种主治病症及对应耳穴的选取。

(1) 失眠：主穴取神门、皮质下，配穴选取心、肝、脾、肾、胆、胃。
(2) 腹痛：取耳穴腹、大肠、神门、脾、肝、交感。
(3) 高血压病：取单侧耳降压沟、神门、内分泌、脑、耳后肾穴。
(4) 眩晕：主穴取内耳、额、枕、脑、神门、交感；配穴，肝阳上亢取心、肝、肾、三焦，气血亏虚取脾、胃、肾，肾精不足取肾、子宫或睾丸、内分泌，痰浊内蕴取肺、脾、肾、皮质下，瘀血阻络取脑干、肾、内分泌、皮质下。
(5) 颈椎病：取耳穴颈椎、颈、肝、肾、神门。
(6) 腰痛：取耳穴腰、肾、肝、神门等。
(7) 胆石症：取耳穴胰、肝、胆、脾、胃、食道、贲门、内分泌、皮质下、交感、神门等。
(8) 支气管哮喘：取耳穴支气管、肺、肾上腺、前列腺、内分泌等。
(9) 冠心病：取耳穴心、冠状动脉后（位于三角窝内侧和耳轮脚末端）、小肠、前列腺后穴。
(10) 水肿：主穴取肾、肾俞、输尿管、膀胱，配穴取交感、肾上腺、神门、三焦、内分泌，根据病情再配以心、肝、脾、肺穴。
(11) 自汗：主穴取耳穴肺、交感、肾，配穴取内分泌、肾上腺、三焦。
(12) 尿潴留：在耳穴的泌尿区（肾、膀胱点），找出明显的压痛点。
(13) 泌尿系结石：取耳穴肾、膀胱、输尿管、尿道、三焦、外生殖器。
(14) 月经不调：主穴取肾、子宫附件、盆腔、内分泌、肾上腺、皮质下、卵巢，配穴取膈、心、肝、脾、腰痛点。
(15) 闭经：取耳穴内分泌、子宫、肾、卵巢、肝，每次取单侧。
(16) 痛经：取耳穴子宫、肝、胆、肾、腹、内分泌、肾上腺、降压沟、耳迷根穴位。
(17) 小儿遗尿：取耳穴膀胱、肾、脾、胃、心、神门、脑。
(18) 失声：取耳穴肺、大肠、肾、膀胱等。

## 九、选穴

耳穴压豆的关键是选准穴位，即耳郭上的敏感点。常用的选穴方法有直接观察法和压痛点探查法两种。

### （一）直接观察法

对耳郭进行全面检查，观察有无脱屑、水疱、丘疹、充血、硬结、疣赘、色素沉着等，出现以上变形、变色点的相应脏腑器官往往患有不同程度的疾病，可以用耳穴压豆治疗。

### （二）压痛点探查法

当身体患病时，往往会在耳郭上出现压痛点，而这些压痛点大多是压豆刺激所应选用的穴位。方法是：用前端圆滑的金属探棒或火柴棍以近似相等的压力在耳郭上探查，当探棒压迫痛点时，患者会呼痛、皱眉或出现躲闪动作。

## 十、常用按压手法

### （一）对压法

用示指和拇指的指腹置于患者耳郭的正面和背面，相对按压，至出现热、麻、胀、痛等感觉，示指和拇指可边压边左右移动，或做圆形移动，一旦找到敏感点，则持续对压 20~30 秒。此法对内脏痉挛性疼痛、躯体疼痛有较好的镇痛作用。

### （二）直压法

用指尖垂直按压耳穴，至产生胀痛感，持续按压 20~30 秒，间隔少许时间，重复按压，每次按压 3~5 分钟。

### （三）点压法

用指尖一压一松地按压耳穴，每次间隔 0.5 秒。本法以感到胀而略沉重刺痛为宜，用力不宜过重。一般每次每穴可按压 27 下，具体可视病情而定。

## 十一、适应证

耳穴压豆适应证十分广泛，适用于内科、外科、妇科、儿科、皮肤科、五官科、骨科的多种疾病。

（1）内科疾病：失眠、感冒、哮喘、高血压、心血管神经官能症、胃炎、呃逆、便秘、阳痿、糖尿病、甲状腺功能亢进、假性延髓性麻痹、脑动脉硬化、中风、三叉神经痛、面瘫、面肌痉挛、震颤、癫痫、头痛、眩晕、精神分裂症、神经衰弱等。

（2）外科疾病：脑损伤后综合征、乳腺增生、急性阑尾炎、痔疮等。

（3）骨伤科疾病：落枕、颈椎病、肩周炎、坐骨神经痛、踝关节扭伤、急性腰扭伤、腰部劳损、腰椎间盘突出症、腰椎骨质增生、骶髂关节扭挫伤、尾骨痛等。

（4）妇科疾病：月经不调、痛经、闭经、经前期综合征、更年期综合征等。

（5）儿科疾病：小儿腹泻、小儿遗尿、脑性瘫痪、儿童多动综合征等。

（6）皮肤科疾病：荨麻疹、瘙痒、带状疱疹及其后遗神经痛、神经性皮炎、痤疮等。

（7）五官科疾病：近视、视神经萎缩、耳鸣耳聋、鼻炎、咽炎、扁桃体炎、颞下颌关节紊乱综合征、牙痛等。

（8）其他疾病：肥胖、戒烟综合征、雀斑、黄褐斑、衰老等。

## 十二、禁忌证

（1）有习惯性流产的孕妇慎用。
（2）耳郭皮肤有炎症病变、溃破、冻疮等不宜采用。
（3）过度饥饿、疲劳、精神高度紧张者不宜行强刺激。
（4）患有严重器质性病变、严重心脏病、高血压者不宜行强刺激。

## 十三、操作流程

### （一）操作前准备

（1）护士准备：①双人核对医嘱。②仪表端庄，着装整洁；洗手、戴口罩。
（2）患者准备：协助排空二便，取适宜体位。
（3）物品准备：王不留行籽或莱菔子等丸状物、胶布、治疗盘、棉签、探棒、弯盘、止血钳或镊子、75%乙醇，必要时可备耳穴模型。
（4）环境准备：环境安静、整洁，温度适宜，光线充足。

### （二）评估

病室环境及温度；患者主要症状、既往史及妇女有无妊娠；有无出血病史或出血倾向；对疼痛的耐受度；对胶布、药物等有无过敏史；耳部皮肤情况。

### （三）告知

嘱患者关注局部皮肤组织热、麻、胀、痛等感觉，如有不适及时告知护士；耳穴压贴脱落后及时告知护士，避免落入耳内。

### （四）施术

（1）遵照医嘱确定探查耳穴敏感点，确定压贴部位。
（2）用75%乙醇自上而下，由内往外、从前到后清洁耳部皮肤。
（3）选用质硬而光滑的王不留行籽、莱菔子等丸状物粘于0.7 cm×0.7 cm小方块胶布中央，左手手指托持耳郭，右手用镊子夹取割好的胶布，对准穴位紧贴压其上，并给予适当按压，使耳郭有发热、酸麻、胀感。
（4）观察患者局部皮肤，询问有无不适感。每次以贴压5~7穴为宜，每日按压3~5次，1~3天换1次，两组穴位交替贴压。两耳交替或同时贴用。
（5）操作结束后协助患者取舒适体位，整理床单位及物品。

### （五）注意事项

（1）耳郭局部皮肤有炎性病变、冻疮、溃疡者，以及有习惯性流产史的孕妇不宜采用耳穴压豆。

（2）操作过程中应严格消毒，防止感染。因耳郭在外，表面凹凸不平，结构特殊，应防止因压豆手法不当或过重致使皮肤溃破而出现化脓性软骨膜炎。

（3）个别患者可能对胶布过敏，局部出现红色粟粒样丘疹并伴有痒感，可加用肾上腺穴或改用其他刺激方法。

（4）注意耳部防水，防止胶布脱落。夏天易出汗，贴压耳穴不宜过多，时间不宜过长，以防胶布潮湿或皮肤感染。

（5）患者侧卧位耳部感觉不适时，可适当调整；若出现剧烈疼痛，应立即停止操作，并通知医生进行相应处理。

### 十四、异常情况的处理与预防

（1）耳穴贴脱落，药籽落入耳道：贴压后应注意防水，以免脱落。出汗多者，贴压耳穴时间不宜过长，建议 2～3 天更换一次，以防胶布潮湿。贴压胶布前彻底清洁耳部皮肤，待皮肤干后再粘贴胶布。

（2）皮肤感染：出汗多时耳穴贴时间不宜过长，建议 2～3 天更换一次。耳郭皮肤炎症或冻伤者不宜此操作。贴压后每天按压次数不宜过多，一般以一天 4～5 次为宜。贴压后患者自行切勿揉搓，以免搓破皮肤。

（3）胶布过敏：对胶布过敏者，可用粘贴纸取代之。贴压前进行皮肤测试，确认无过敏反应后再进行贴压。

（4）过度疼痛、局部红肿：贴压后，耳部局部出现明显的红肿，触碰时感到疼痛难忍，可撕掉该位置的耳穴贴，以缓解红肿、疼痛。

## 第二节　耳部铜砭刮痧

### 一、概述

耳部铜砭刮痧是建立在耳部全息理论和李氏铜砭刮痧基础上的全新中医特色疗法，可达到刮痧和耳穴贴压疗法的双重疗效。耳与躯体内脏间通过神经系统存在着密切的对应关系，通过刮痧刺激耳郭上的相应穴位可产生经络传导作用于相应的躯体内脏，从而发挥疏通筋脉、平衡阴阳、调畅气血、调理脏腑等功效。黄铜五行属金入肺、色黄入脾，且具有热传导性强、杀菌的特性，运用铜砭刮拭耳郭能够使人体在刮痧时达到最优的共振频率，从而进一步增强疗效。

### 二、沿革

20 世纪 80 年代，台湾预防医学专家吕季儒教授将刮痧疗法与中医经络腧穴知识相结合，使得民间的传统刮痧发展成现代的循经走穴的经络刮痧。随着现代生物全息理论的提出，有人将全息理论运用到刮痧疗法中，总结出人体的全息穴区，"全息刮痧法"应运而生。

随着刮痧疗法的发展，刮痧工具也发展为多种材质、形状及功能的刮痧板、刮痧梳、刮痧棍棒等。上海的李道政开创的李氏铜砭刮痧在防治疾病方面取得了较好的临床疗效，他将具有较强热传导性和杀菌功效的黄铜制成铜砭代替砭石进行刮痧，使人体在刮痧时达到最优的共振频率，从而进一步增强刮痧疗效。安徽中医药大学第一附属医院中医护理门诊护士长刘凤选在李氏铜砭刮痧的基础上结合耳部全息理论，提出耳部铜砭刮痧疗法，并在门诊运用多年，取得了较好的临床疗效。随后又有各种耳部刮痧理论相继被提出，进一步完善了耳部刮痧理论体系，拓展了耳部刮痧的临床适应证及功效。

### 三、理论依据

《黄帝内经·灵枢》"口问"篇曰："耳者，宗脉之所聚也。"耳与脏腑关系密切。现代医学研究也表明耳郭上存在丰富的神经、血管、淋巴管等组织，与神经、脏腑等存在密切关联。耳部铜砭刮痧疗法借鉴刮痧疗法中的黄铜刮痧，以增强"气"的深度渗透及穿透力，增加微灌注，产生抗炎和免疫保护作用。铜砭刮痧以调气为首，利用铜砭与人体共振原理与皮肤摩擦，通过旋转刮拭，所刮之处温度会上升，入脉络之气也随之升温旋转，更有利于化瘀散结，把气运送、通畅调达到更远更深的脏腑。"气至而有效"，"气行则血行"。气机利用刮痧调动，以达治、补、泻、健的功效，从而调节人体脏腑功能，促进气血运行，调整阴阳平衡。

### 四、操作原则与操作方法

#### （一）操作原则

耳部铜砭刮痧疗法操作的基本原则：自下而上、由外向内、基础刮痧加辨证选穴重点刮痧。

#### （二）操作方法

（1）操作前评估患者全身情况，检查耳部皮肤，行望诊和触诊，确定耳部铜砭刮痧方案。涂介质并循环按摩，打开耳郭小周天（对耳轮）及大周天（耳轮）以促进全身气血运行。按摩此循环通路不仅对运动系统疾病有调整改善功能，对脑神经也有平衡作用。

（2）基础刮痧：包括耳前和耳后各部位刮痧。耳部前面具体刮痧方向：耳垂→耳轮→耳舟→对耳轮→耳甲腔→耳甲艇→耳甲→三角窝→耳前。耳部背面具体刮痧方向：耳垂背面→耳轮尾背面→耳轮背面→对耳轮后沟→对耳屏后沟→耳甲腔后隆起→耳轮脚后沟→耳甲艇后隆起→对耳轮下脚后沟→三角窝后隆起→耳后至胸锁乳突肌。

（3）根据辨证，选择重点刮拭部位。

（4）耳部按摩。

### 五、操作流程

1）操作前先评估环境及温度，确保环境安静。了解患者有无妊娠、有无出血性疾病、对疼痛的耐受程度、耳部皮肤有无破溃或湿疹，以及局部感觉有无异常，告知患者治疗方法及过程中的配合注意事项。

2）准备耳部刮痧用物（如介质、弯盘、纱布、75%酒精棉球或棉片等）。

3）协助患者取合理体位，注意避免吹对流风。

4）用75%酒精棉球或棉片清洁消毒耳部皮肤。

5）按摩耳部：将少量介质涂于耳部，对耳朵进行时长约1分钟的循环按摩，以此调动气血通行。

6）刮痧：①耳前、耳后刮痧（基础刮痧）各约10分钟。②辨证刮痧。根据整体评估及辨证，对重点穴区及穴位进行刮痧，每穴每次用时约30秒。③5分钟耳部按摩。单耳整体刮拭时间约15分钟，应把整个耳部刮透，每周进行2次刮痧，两耳可同时刮或交替刮，每周刮痧1~2次或以耳部的痧消失为准。

7）刮痧过程中注意力度，不强求出痧，以耳部充血发红为度。注意询问患者有无疼痛等不适。

8）刮痧结束后观察耳部皮肤情况，清洁耳部。

9）嘱患者饮用一杯温开水，不宜立即食用生冷食物。

10）开窗通风，注意保暖。清理用物。

11）注意事项：

（1）刮痧力度应适中，可参考李道政"徐而和"的手法进行刮痧，以皮肤充血发红为度，不强求出痧，避免刮损耳部皮肤。

（2）不可在过饥、过饱、过度紧张、过度疲劳、剧烈活动后、酒后等情况下进行刮痧治疗，以免发生晕刮。

（3）刮痧过程中，应询问患者的反应情况，如有无疼痛感、发热感，汗出情况，有无发闷、烦躁、吐泻等感觉。根据患者的反应来调节刮拭手法的轻重快慢。

（4）刮痧后应稍休息。短时间内不宜对风直吹；刮痧部位4小时内不宜洗澡，24小时内不能洗冷水澡，以免感染风寒。刮痧后多饮温开水，清淡饮食。

### 六、适应证

耳部铜砭刮痧疗法适应证广泛，适用于内科、外科、妇科、儿科、皮肤科、五官科、骨科的多种疾病。

（1）各类原因引起的失眠（器质性失眠除外）。

（2）痛证：如颈椎病、肩周炎、网球肘、腰腿痛等。

（3）胃肠道疾病：如腹胀、消化不良、便秘等（消化系统器质性疾病除外）。

（4）妇科疾病：如月经病、乳腺增生、女子备孕等。

## 七、禁忌证

（1）有习惯性流产的孕妇慎用。
（2）耳郭皮肤有炎症病变、溃破、冻疮者，不宜行耳部刮痧。
（3）有出血倾向疾病者，如血小板减少性疾病、白血病患者，忌用或慎用。
（4）危重病症患者，如急性传染病、严重心脑血管疾病、肝肾功能不全、全身水肿患者，不宜行刮痧治疗。
（5）刮痧不配合者，如醉酒、精神分裂症、抽搐者，不宜进行刮痧治疗。

## 八、使用过的刮具的消毒处理

（1）注意做好消毒隔离工作，一人一板，如无条件，用过的刮痧板必须清洁消毒后方可用于下一人，避免交叉感染。
（2）刮具依据不同的材质，选择适宜的方式进行清洗消毒处理，达到高水平消毒。铜砭可用热力消毒，应符合 A0 值 3000（相当于 90 ℃ 5 分钟，或 93 ℃ 2.5 分钟）；砭石等圆钝、用于按压操作的刮具，达到中水平消毒即可，可使用 75% 酒精、碘类消毒剂、氯己定、季铵盐类等擦拭消毒。若刮具被血液、体液污染，考虑存在经血传播病原体、分枝杆菌、细菌芽孢等污染时，应送消毒供应中心清洗消毒灭菌。

## 九、异常情况的处理与预防

同第三章"第一节 刮痧"相关内容。

# 第五章 外治类技术

## 第一节 穴位注射

### 一、概述

穴位注射又称水针疗法,是中西医结合的一种新疗法。它是根据所患疾病以及穴位的治疗作用和药物作用,选用相应的腧穴和药物,将药液注入穴内,以充分发挥腧穴和药物对疾病的综合作用,从而达到治疗疾病的目的的一种方法。

穴位注射作用于穴位,属于穴位疗法的一种,在对病症的诊查和对穴位的选择上,整体观念和经穴理论构成了指导穴位注射的重要中医理论基础。

### 二、沿革

穴位注射与电针、耳针、头皮针等疗法一样形成较晚。20世纪50年代初期,研究者开始将封闭疗法与针灸疗法结合起来应用于临床,称其为"孔穴封闭"。经临床观察,二者结合应用对某些病症的治疗效果较单纯使用更佳。20世纪50年代中期,研究者开始对"孔穴封闭"疗法进行初步整理并加以报道。由于这一疗法应用简便、效果灵验、价格低廉,其很快被广泛应用于临床。该疗法所用药物亦多样化,从最初局部封闭的常用药物以普鲁卡因为主,到逐渐尝试使用生理盐水、葡萄糖注射液、蒸馏水、抗菌药物等,进而将中西药物中适宜肌内注射的大部分注射液,甚至气体、自身静脉血等也扩充进去。注射的部位从单纯的局部反应点或阿是穴,逐步发展到从中医的整体观念出发,应用经络学说等中医理论来指导临床取穴,所用腧穴遍及全身,并扩展到耳穴等;用于临床治疗的病症也日益增多,使用范围涉及内科、外科、妇科、儿科、五官科等临床各科。

### 三、治疗原理

穴位注射是以中医基本理论为指导,以激发经络、穴位的治疗作用,结合现代医药学中的药理作用和注射方法而形成的一种独特疗法。使用时,将注射针刺入穴位后,运用提插手法,使其得气,抽吸无回血后再将药液缓慢注入穴位,从而起到穴位、针刺、药物三者结合的作用。一方面针刺和药物作用直接刺激了经络线上的穴位,产生一定的疗效；另一方面，穴位注射后，药物在穴位处存留的时间较长，故可增强与延长穴位的治疗效能，并使之沿经络循行以疏通经气，直达相应的病理组织器官，充分发挥穴位和药物的共同治疗作用。另外，药物对穴位的作用亦可通过神经、内分泌、免疫系统作用于机体，激发人体的抗病能力，产生更大的疗效。具体分述如下。

### （一）止痛作用

大量的临床资料和实验结果证实，穴位注射与针刺一样，可以刺激多种感受器，产生针感信号，通过不同的途径到达脊髓和脑，产生诱发电位，这种诱发电位有明显的抑制作用。因局部刺激信号进入中枢后，可以激发许多神经元的活动，释放出多种神经介质，其中5-羟色胺、内源性吗啡物质的释放起到了止痛作用。

### （二）防御作用

穴位注射可以增强体质、预防疾病，这主要是与其针刺可以激发体内的防御机制有关。免疫是机体识别和清除外来抗原物质及自身变形物质，以维持机体内环境相对稳定所产生的一系列保护性反应。

### （三）双向调整作用

研究发现，不同经穴对不同药物的反应不同。经穴有辨识化学性刺激的性质，或者说穴位组织对注射的药物有一定的辨识作用，这正是药物的归经理论表现所在。在穴位注入有相对特异性的药物，这种药物的性味与此经穴具有特殊的亲和作用，即归于此经，就能显著地加强穴注药物的效应；相反，如果注射的药物被识别为不利于机体时，穴位组织能够减弱或者纠正这种不良效应。穴位注射以经络为载体，把药物运送到相应区域或部位，从而发挥药物和经穴的双向作用，使药效得到加强，并且更迅速、持久。药效的发生与发展有经络功能的参与和协同，有一定的循经性，遵循经穴—脏腑相关原理。

### （四）穴效药效叠加效应

现代研究表明，穴位注射可以在小剂量的情况下，在短时间内产生大剂量静脉注射的药效，或者更强的药效，这似乎有悖常理，推测是药效与穴效的特殊整合作用。尤其是穴位主治作用与药物药理作用相一致时，表现出最强的疗效，具有穴效药效叠加效应。还有研究表明，穴位注射给药具有药效长的特点，推测缓慢吸收的药物持续刺激相关穴位，可起到与针刺特定穴位类似的功效。穴位注射的药物按常理应当在血液中达到阈值浓度后才有效，而静脉注射药物因无吸收过程故药效快速、强大。虽然穴位注射后的血药浓度与静脉注射相差很大，但可在短时间内达到和静脉注射同样甚至更强的效果，说明其不同于一般的给药机制和途径。穴位注射的药效既具有药物原有的药效学特性，又有见效快的特点，在未吸收或未达有效血药浓度前即产生强大的药效，且该药效可与无吸收过程的静脉注射相同甚至更好。这种既快速又强大的初始药效与血药浓度无明显相关，也与神经系统的完整性无明显关系，说明穴位注射的药效可能与经络参与有关,从穴位注射药效的特征中探索经穴的本质是经络研究的一个新的突破口。穴位注射作用包括针刺样作用、药物循经作用、药物与腧穴相互作用等,对其机制的研究应当继续深入。

### (五) 三重作用

(1) 即时效应:穴位注射的药效在进针数分钟及数小时内产生,多由针刺和药物注入对局部产生刺激而引起。

(2) 慢效应:部分穴位注射药效可在治疗数小时至1天内出现,与药物在穴区进行生物化学作用有关。

(3) 后作用:是在前两个治疗效应的基础上通过调动和恢复患者自身的调节功能而实现。其初期为机械刺激效应,通过经穴的传导得到即刻效应,中期为药物化学效应,后期为后作用效应,使经穴与药物的综合作用得到发挥,使穴位注射疗效的有效期得到延长,从而使疾病在这个较长的治疗过程中得到更彻底的治疗。穴位注射时药效的发生和持续有经穴功能的参与和协调,在这个过程中,经穴和药物的亲和性、归经性、直达性、趋病性、速效性及延长性等,促成了穴位注射的高效和速效,在穴位注射治疗机制中起到了关键作用。

## 四、工具

穴位注射通常使用消毒的注射器和针头,根据注射药物的剂量大小及针刺的深度选用不同的注射器和针头,常用的注射器为 1 mL(用于耳穴和眼区穴位)、2 mL、5 mL、10 mL 注射器,常用针头为 5 号长针头,穴位注射自血则以 6.5 号或 7 号针头为宜。

## 五、常用药物

原则上凡可做肌内注射的药物,均可做小剂量的穴位注射,并适用于药物所治的病证。中药制剂不论单方或复方,必须符合注射剂的相关标准,中西药混用及西药混用时,必须注意配伍禁忌。临床上要根据病情及患者个体情况来选择药物。目前常用的药物有以下几类。

(1) 中草药制剂:如复方当归注射液、丹参、板蓝根、红花、威灵仙、徐长卿、夏天无、肿节风、丁公藤、鱼腥草等多种中草药注射液。

(2) 常用维生素制剂:如维生素 $B_1$ 注射液、长效维生素 $B_1$ 注射液、维生素 $B_6$ 注射液、复合维生素 B 注射液、维生素 C 注射液、维生素 $D_2$ 胶性钙注射液等。

(3) 其他常用药物:如葡萄糖注射液、0.9%氯化钠注射液、盐酸普鲁卡因注射液、注射用水、胎盘组织液等。

## 六、常用穴位

人体的穴位总体上可归纳为十四经穴、奇穴、阿是穴三类。十四经穴是指具有固定的名称和位置,且归属于十四经脉系统的穴位。奇穴是指既有一定的名称,又有明确的位置,但尚未或不便于归入十四经脉系统的穴位。阿是穴是指既无固定名称,也无固定位置,而是以压痛点或病变局部或其他反应点等作为施术部位的一类腧穴,又称"天应穴""不定穴""压痛点"等。

对于十四经穴和奇穴,一般来说,能进行针刺的穴位都可以进行穴位注射。但在临床实际应用中,为了操作的安全性,避免意外的发生,多选择颈、肩、腰、背及四肢的穴位。此外,阿是穴也是穴位注射常用的穴位,在对一些痛症的治疗上,将药物直接注射在压痛点上,有时其疗效更加显著。

## 七、选穴

(1) 近部取穴:近部取穴是在病变局部或者距离病变部位较近的范围进行取穴的一种方法。例如,颈椎病取颈部的大椎、颈夹脊,面神经炎取面部的颊车、地仓、颧髎等。

(2) 远部取穴:远部取穴是在病变部位所属和相关的经络上,距离病变部位较远的范围进行取穴的方法,应用时尤以四肢,肘、膝关节以下的穴位为多。例如,胃痛常选取足阳明胃经的足三里穴,面神经炎选取手阳明大肠经的合谷穴等。

(3) 辨证取穴:辨证选穴是根据疾病的症候特点,分析疾病发生的原因、病程发展变化的进程和特点进行选取穴位的方法。例如,失眠患者,辨证属心脾两虚,可取心俞、脾俞;肝火上扰者,可取太冲;痰热内扰者,可取丰隆。

(4) 对症取穴:对症选穴是根据疾病的临床表现、特殊症状选取穴位的方法,也是腧穴特殊治疗作用及临床经验在针灸治疗中的具体运用。例如,失眠选安眠穴,腰痛选腰痛点,哮喘选定喘穴等。

应用穴位注射时,各种取穴方法常可配合使用,从而使穴位得到配合应用,以提高临床疗效。

## 八、适应证

穴位注射疗法的应用范围较广,凡是针灸的适应证大部分都可用本法治疗。

(1) 运动系统疾病:痹证(肩周炎、风湿性关节炎)、腰腿痛(腰肌劳损)、骨质增生、椎间盘突出、扭伤等。

(2) 神经系统疾病:头痛,不寐,口眼歪斜,痿证,三叉神经痛,坐骨神经痛,肋间神经痛,癫、狂、痫证等。

(3) 消化系统疾病:胃痛(胃下垂、溃疡病、胃肠神经官能症)、腹泻、痢疾等。

(4) 呼吸系统疾病:咳嗽(急慢性支气管炎、上呼吸道感染)、哮喘、肺痨等。

(5) 心血管病:心悸(心动过速)、心痛(冠心病、心绞痛)、高血压等。

(6) 外科、皮肤科疾病:乳痈、肠痈、腹痛(溃疡病穿孔、肠梗阻、胆石症、胆道感染)、淋证(尿路结石)、风疹、痤疮、银屑病等。

（7）五官科疾病：咽喉肿痛、目赤肿痛、中耳炎、鼻炎等。

（8）妇产科、儿科疾病：阴挺（子宫脱垂），或用于催产，小儿肺炎、小儿腹泻等。

（9）用于外科手术的麻醉：穴位注射施行针灸麻醉的在操作五官科中应用最多，用穴有体穴、耳穴等，用药有生理盐水、维生素 $B_1$ 注射液等。

## 九、禁忌证

穴位注射疗法一般较安全，并无绝对禁忌证，若所取穴位处有炎症、疖肿或化脓等情况，可另选具有同样治疗作用的穴位注射。但为确保安全，下列情况应慎用或禁用：

（1）月龄较小且体质弱的婴儿。
（2）体质过分衰弱或有晕针史者。
（3）孕妇下腹部及腰骶部不宜用。
（4）穴位局部感染或有较严重皮肤病者，局部穴位不用。
（5）诊断尚不明确的意识障碍患者。
（6）对某种药物过敏者禁用。

## 十、操作技术规范

### （一）操作方法

患者取正坐位，每次取 2~4 穴，皮肤常规消毒，取 5 mL 注射器抽取注射液 2 mL 左右，在穴位上斜刺 10~15 mm，缓慢提插至有针感，抽吸注射器无回血后，注入药液（每穴注入药液 1~2 mL），隔日 1 次，3 次为一个疗程。

### （二）注射角度与深度

根据穴位所在部位、病变组织的不同及病情需要，确定针刺角度及注射的深浅，同一穴位也可从不同的角度刺入。例如，三叉神经痛于面部有触痛点，可在皮内注射成一皮丘；腰肌劳损多在深部，注射时宜适当深刺；等等。

### （三）药物剂量及浓度

穴位注射用药总量须少于常规注射用量，具体用量按病情、年龄、注射的部位及药物的性质和浓度等确定。一般头面部和耳穴等处用药量较小，每个穴位一次注入药量为 0.1~0.5 mL；四肢及腰背部肌肉丰厚处用药量较大，每个穴位一次注入药量为 2~15 mL。刺激性较小的药物，如葡萄糖液、生理盐水等，用量较大，软组织劳损时，可局部注射葡萄糖 10~20 mL；刺激性较大的药物，如乙醇，以及特异性药物如阿托品、抗菌药物，一般用量较小，即小剂量穴位注射，每次用量多为常规剂量的 1/10~1/3；中药注射液的常用量为 1~2 mL，由于穴位注射的部位不同于常规注射部位，所用药液的浓度须小于常规注射浓度，使用前一般用生理盐水或注射用水稀释。

## （四）疗程

每日或隔日注射1次，反应强烈者亦可隔2~3日1次，穴位可左右交替使用，10次为1个疗程，休息5~7天再进行下一个疗程的治疗。

## 十一、操作流程

根据所选穴位及用药量的不同选择合适的注射器和针头，将选好穴位的部位充分裸露，找准穴位，避开血管、瘢痕，局部皮肤常规消毒后，用无痛快速进针法刺入皮下组织，然后缓慢推进或上下提插，探得酸胀等得气感后，回抽一下，若无回血，即可将药物推入。患一般疾病者用中等速度推入药液；慢性病体弱者用轻刺激，将药液缓慢轻轻推入；急性病体强者可用强刺激，快速将药液推入。若需要注入较多药液，可将注射针由深部逐渐提出到浅层，边退边推药，或将注射针更换几个方向注射药液，注射完推针后如果发现针孔溢液或出血，可用消毒干棉球压迫。注射后让患者稍事休息，以便观察其有无不良反应。

## 十二、异常情况的处理与预防

### （一）晕针

晕针指在注射过程中发生的晕厥现象。

（1）原因：年老体弱或患者体虚、精神过度紧张，或施术者针刺过重、注药过快、药量过大。

（2）表现：患者突然出现精神疲倦、头晕、目眩、面色苍白、恶心欲吐、汗出、心慌、四肢发凉、血压下降、脉沉细；重者可出现神志昏迷跌仆、唇甲青紫、二便失禁、大汗、四肢厥冷、脉微细欲绝。

（3）处理：立即停止注射，拔出注射器，使患者保持头低位平卧，注意保暖。轻者一般休息片刻，饮温开水后，即可恢复。重者在上述处理的基础上，可掐水沟、内关、足三里，或灸百会、关元、气海；若仍不省人事，应考虑配合其他急救方法进行处理。

（4）预防：初次接受穴位注射或精神过度紧张、年老、体弱者，应向其做好解释工作。同时嘱其选择舒适且能持久的体位，一般宜卧位。选穴宜少，刺激要轻，注射剂量要小，推注时应缓慢。若患者饥饿、疲劳、大汗、大渴，应嘱其进食、休息、饮水后再进行治疗。

### （二）血肿

血肿指注射部位皮下出血而引起的肿痛，临床较常见。

（1）原因：注射针头带钩毛，致皮肉受损或刺伤血管。

（2）表现：出针后，注射局部出现肿胀、疼痛，继而出现青紫色。

(3) 处理：少量出血的局部小块青紫，一般不必处理，可自行消退。若出血较多，局部肿胀、疼痛较剧烈，青紫面积较大而影响活动功能时，可先冷敷止血，再做热敷或局部轻度按摩，以促进瘀血消散吸收。

(4) 预防：仔细检查针具，熟悉解剖部位，避开血管进针，出针时应立即用消毒干棉签按压针孔片刻。

### (三) 周围神经损伤

周围神经损伤是指在进针或注射的过程中损伤了神经干，这是临床较为严重也较为常见的一类损伤。

(1) 原因：有学者统计，在医源性周围神经损伤中，药物注射所致的案例多于手术切割、小夹板或石膏固定、产瘫等原因。穴位注射导致周围神经损伤的原因有：不熟悉局部解剖知识；进针过快过猛；进针或推注时未避开神经干；在神经干附近注药，药物刺激性大或剂量过大或推注过快。此外，临床报道的案例中，神经损伤患者以儿童较为常见，多是由施术者对儿童与成人的生理差异重视不够而造成。

(2) 表现：患者有剧烈的触电感、剧痛。若处理不及时或损伤严重，日后会在神经支配的部位出现麻木感，肌肉萎缩，活动无力，肌电图显示神经传导速度减慢。穴位注射导致的周围神经损伤主要有以下几个特点：①损伤的神经主要涉及四肢，以坐骨神经、桡神经较多见。②涉及的经穴多位于神经通过区域。③涉及的药物具有浓度高、酸碱度大、刺激性强的特点。

(3) 处理：一旦出现神经损伤的表现，应立即停止推注，将注射器拔出。对周围神经损伤的治疗宜在伤后3周内进行，且愈早愈好。治疗关键在于早期改善血液循环，防止粘连及瘢痕的形成；给予神经营养药物，促使神经恢复；后期治疗主要是促进神经的再生及生理功能的恢复，可采取按摩、针灸、功能锻炼的方式。轻度损伤或损伤小的神经支，一般处理后短期可以恢复；损伤大的神经干或损伤严重的，应采取综合方法及时治疗。

(4) 预防：在神经干旁注射时，必须避开神经干，或浅刺以不达到神经干所在的深度。若神经干较浅，刺入时可超过神经干的深度以避开神经干。进针时不可一次性进针过深，应先浅刺透皮，然后缓慢进针，若出现触电感，提示针尖已触到神经干，须立即退针，变换进针角度。进针时，针尖的切面应与神经的走行相一致。在神经干附近应用穴位注射时，应选用刺激性小的药物且注射剂量不宜过大，推注速度不宜过快。例如，环跳位于坐骨神经经过处，阳陵泉附近有腓总神经，内关位于正中神经所到之处，足三里下有腓深神经等，针刺这些穴位在接近神经时方有针感，故在使用穴位注射时应慎重，禁用刺激性强的药物。

### (四) 感染

感染指注射部位发生感染的现象，是临床较严重的失误。若消毒严格，感染是完全可以避免的。

(1) 原因：消毒不严格，细菌侵袭注射部位。

(2) 表现：注射局部出现红、肿、热、痛，甚至化脓。

(3) 处理：若仅表现轻度发红或红肿，可在局部进行消毒、抗炎处理，一般短时间内即可消退。若出现红、肿、热、痛，且范围较大，在上述处理的同时口服或外用抗炎药。若细菌随针头侵入，化脓部位较深，则应请外科医生协助处理。

(4) 预防：注射前按常规对针具、患者皮肤严格消毒，尤其是较长时间或一次多穴注射者更应严格消毒，施术者清洗手部后应再用75%酒精棉球擦拭消毒手部。注射后在短时间内应避免注射部位接触不洁之物，24小时之内应避免洗澡。

### （五）创伤性气胸

创伤性气胸是因操作不当或进针过深损伤胸膜及肺脏，使气体进入胸膜腔内，压迫肺脏而致。在内脏损伤中创伤性气胸最为常见，严重者可造成胸腔积液或脓胸，甚至造成死亡，因此应特别注意。

(1) 原因：在胸部、背部、锁骨附近及肩颈部位的穴位进行注射时，进针过深，伤及肺脏，使气体进入胸膜腔。

(2) 表现：注射后患者突然出现胸痛、胸闷、心慌、呼吸不畅，严重者出现呼吸困难、心跳加快、发绀、出汗、虚脱、血压下降、休克。症状的轻重与漏入胸膜腔气体的多少和气胸的性质有关。进入的气体越多，症状越严重。若为张力性气胸，气体随呼吸逐渐进入胸膜腔，症状会越来越严重，有时可很快造成死亡。有的病例在针刺当时没有明显异常现象，数小时后才逐渐出现胸痛、呼吸困难等症状，应加以注意。针刺胸背部或前胸穴位后，若患者出现虚脱、出汗、憋气等症状，除了晕针外，还必须考虑到继发气胸的可能性。

(3) 查体：胸部叩诊呈过清音或鼓音，听诊肺泡呼吸音明显降低或消失，严重者气管向健侧移位，X线透视检查可观察到漏出气体的多少和肺组织受压迫情况。

(4) 处理：若进入胸膜腔的气体不多，症状较轻，且创口已闭合者，一般气体可自行吸收。患者应半卧休息，给予镇咳、抗炎等处理。若进入气体较多，症状严重时，可做胸腔穿刺抽气减压。作为临时措施，一般可在锁骨中线第二肋间隙处（或在腋中线、腋后线处），用18号穿刺针做胸膜腔穿刺抽气。病情严重者，如出现呼吸困难、发绀、休克等，除临时处理外，还应给予吸氧及抗休克治疗。

(5) 预防：注射进针时，施术者应集中精力，根据患者的体形、胖瘦确定刺入深度，尤其是胸肋部、上背部、锁骨附近的穴位，应严格按各穴的针刺深度、角度和方向操作。

# 第二节　穴位埋线

## 一、概述

穴位埋线是根据针灸学理论，利用针具和药线在穴位刺激经络，以平衡阴阳、调和气血、调整脏腑，达到治疗疾病的目的。穴位埋线疗法是几千年中医针灸经验和30多年埋线疗法经验相结合而形成的一种新兴的穴位刺激疗法。

## 二、沿革

穴位埋线是针灸学的一个重要分支，是针灸疗法在临床上的延伸发展。

针灸疗法在我国历史悠久。中华人民共和国成立后，许多新的施用方法出现，使得针灸这个学术领域又分化出许多新的分支，如针灸医学、经络学、腧穴学、经络腧穴诊断学、刺灸学、针灸处方学、针灸治疗学、针刺麻醉学、实验针灸学、微刺系统针灸学等。其术法有头针、眼针、手针、足针、腕踝针、水针、电针、温针、梅花针、皮内针、挑治、割治、刺淋巴结疗法、激光针、红外线和紫外线穴位照射、穴位超声波疗法、穴位微波刺激疗法、穴位磁疗、穴位贴敷疗法等。这些治疗方法的共同点就是利用医疗器具对人体的经络穴位施以刺激，从而消除病理因素，治愈疾病。此外，临床上对一些顽固的慢性疾病，单纯采用针刺的治疗方法，其疗效不太理想，疗程也较长，故又产生了留针和埋针的方法来加强感应、延长刺激时间，以巩固和提高疗效，达到彻底治愈疾病的目的。但慢性病常缠绵难愈，留针和埋针的治疗方法有时也难以治愈疾病。

20世纪60年代初出现了穴位埋藏疗法，埋藏的物品种类较多，如动物组织（如羊、鸡、兔的肾上腺、脑垂体、脂肪等）、药物、钢圈、磁块等。其目的除利用动物组织及药物所含的有效成分外，主要是延长对经络穴位的刺激时间，以起到持续刺激穴位的作用。这弥补了普通针灸刺激时间短、疗效不持久、疾病愈后不易巩固的缺点。与其他埋藏疗法相比，埋线疗法又具备许多特有的优点。其他埋藏疗法的材料不易消毒和保存，操作复杂，反应较重，有的埋入物（如钢圈等）需再次手术取出；而埋线疗法的材料为羊肠线，消毒容易（本身就浸泡在消毒液内），操作简便（随针刺入即可），反应相对较轻，术后身体可自行吸收羊肠线，且羊肠线为动物组织加工而成，既保持了动物组织异性蛋白的特性，又具有一定的硬度，兼具动物组织和钢圈等其他埋藏物的优点，提高了疗效。故穴位埋线疗法一经产生，便脱颖而出，成为针灸疗法的一个独立的分支。

目前穴位埋线疗法的应用范围不断扩大至内、外、妇、儿、五官、皮肤等科，用于治疗的疾病达百余种，有效率达到56%～100%（平均85%左右）。

## 三、治疗原理

穴位埋线是经络理论与物理医学相结合的产物，它通过羊肠线在穴位内的生理物理作用和生物化学变化，将其刺激信息和能量经经络传入体内，以"疏其气血""令其条达"而达到治疗疾病的目的。综观本法的整个操作过程，实际上包含了穴位封闭、针刺、刺血、机体组织损伤后的修复、留针（埋针）等多种刺激效应。因此，穴位埋线疗法实际上是一种融多种疗法、多种效应于一体的复合性治疗方法。

## （一）穴位封闭效应

埋线需要先进行局部麻醉，其作用部位在皮肤，全身的皮肤是十二经脉的功能活动反映于体表的部位，皮肤通过经络沟通和联系脏腑，它们之间可以相互影响，故局部麻醉产生刺激冲动通过皮部—孙脉—络脉和经脉对脏腑产生影响，起到调整脏腑虚实、平衡阴阳、调和气血的作用。局部麻醉是对中枢神经与末梢神经的一种综合作用，在整个过程中，有三个阶段的不同变化与效应。

（1）针刺入皮内及注射药物时产生的疼痛信号传到相应节段脊髓后角，抑制了相同节段所支配内脏器官的病理信号传递，并使相应内脏得到调整。

（2）注药后1～3分钟即可选择性地阻断末梢神经及神经干冲动的传导，使患病部位对穴位及中枢神经产生的劣性刺激传导受阻，从而使神经系统获得休息和修复的机会，逐渐恢复正常功能活动。

（3）局部麻醉后期，穴位局部血管可轻度扩张，促使血液循环及淋巴回流，使局部新陈代谢正常化，改善其营养状况。这些变化产生的特殊刺激经过经络及神经—体液反作用于相应患病部位，使之也得到改善和调整。

## （二）针刺效应

穴位埋线作为一种穴位刺激疗法，同样可起到针刺效应以治疗疾病。埋线时，需要用针具刺入穴内以埋入羊肠线，此时即可产生酸胀感觉，由于埋线针具较毫针更粗大，其刺激感应也更强烈。这与针刺产生的针感及传导是一致的，它通过经络作用于机体，起到协调脏腑、调和气血、疏通经络的作用。

## （三）刺血效应

刺血疗法是用针具刺破络脉，放出少量血液以治疗疾病的一种方法。埋线疗法也往往会刺破血络，致针眼处有少量出血或渗血，可改善微循环，缓解血管痉挛，从而改善局部组织缺血、缺氧状态，进而调动人体的免疫功能，激发体内的防御机制。因此，埋线疗法产生的刺血效应可以调整人体脏腑、经络与气血。

## （四）穴位处机体组织损伤后的后作用效应

埋线针刺入穴位后，局部组织会受到一定程度的损伤，受损组织细胞释放的某些化学因子可造成无菌性炎症反应，从而发生一系列生理变化，如血管扩张、代谢增强等，这为损伤的修复创造条件。根据生物泛控论原理，机体通过神经将损伤穴位需要修复或调整的信息传到神经中枢，激发体内特定的生化物质组合，产生特有的泛作用，并通过体液循环在体内广泛分布。

由于埋线疗法选取的穴位与患病部位的生物学特性相似程度较大，当泛作用发生在需要修复或调整的受损穴位时，患病部位就同时被修复、调整，从而使疾病得到治疗。

由于埋线时局部组织的损伤及修复过程较长，其作用也较持久，因此针刺效应和修复时的泛作用也得以维持较长时间，使患病部位得到更完善的调整和修复。

### （五）留针及埋针效应

在针灸治疗实践中，留针及埋针对提高疗效有重要作用。埋线疗法中，羊肠线在体内软化、分解、液化及吸收的过程对穴位产生的生理物理及生物化学刺激可长达20天至4个月（持续时间与羊肠线粗细有关），其针刺效应的维持时间是任何留针和埋针法所不能比拟的，从而使身体在较长时间里因这种良性刺激而不断得到调整和修复，故能起到比留针和埋针更好的疗效。

### （六）组织疗法效应

羊肠线由羊的肠衣制作而成，为异体组织蛋白。将其埋植于人体内，犹如异种移植，可使人体淋巴细胞致敏，淋巴细胞又配合体液中的抗体、巨噬细胞等破坏、分解、液化羊肠线，使之变为多肽、氨基酸等，最后被吞噬吸收，同时产生多种淋巴因子。这些抗原刺激物对穴位产生的物理及生物化学刺激，使局部组织发炎，甚至出现全身反应，从而提高人体的应激能力，激发人体免疫功能，调节机体有关脏腑器官功能，使其活动趋于平衡，因而具有类似组织疗法的作用。

综上所述，穴位埋线疗法治疗疾病的过程，初为机械刺激，后为生物学和化学刺激，具有短期速效和长期远效两种作用。局部麻醉时产生的穴位封闭效应、针具刺激产生的针刺效应和埋线时渗血产生的刺血效应，是短期速效作用；埋线时穴位处机体组织损伤的后作用效应、肠线在体内特殊的留针和埋针效应及被人体细胞吞噬吸收，又可起到长期远效作用。

多种刺激方式同时发挥作用，形成一种快速、持久而柔和的非特异性刺激冲动，一部分经传入神经传至相应节段的脊髓后角后，传至脏腑起调节作用；另一部分经脊髓后角上传至大脑皮层，加强中枢对病理刺激传入兴奋的干扰、抑制和替代作用，再通过神经—体液调节来调整脏器功能状态，促进机体代谢，提高免疫能力，从而达到治疗疾病的目的。

有研究曾对进行穴位埋线疗法的患者进行免疫球蛋白测定，发现治愈者中，治疗前免疫球蛋白偏低者治疗后升高，偏高者治疗后降低，均调节至正常值左右。这说明穴位埋线疗法不仅能提高免疫功能，还具有良好的双向调节作用，从而促进身体的康复。

## 四、穴位埋线特点

### （一）以线代针，效集多法

穴位埋线源于针刺疗法，用羊肠线代替银针，以长时间刺激穴位，产生疗效。其治疗过程实际上包括穴位封闭疗法、针刺疗法、刺血疗法和组织疗法，并具备留针、埋针效应，形成了独特的治疗作用。因此，穴位埋线实际上是一种融多种疗法、多种效应于一体的复合性治疗方法。

## （二）刺激持久，祛顽疗痼

穴位埋线以线代针，埋入穴内，羊肠线慢慢软化、分解、液化、吸收，对穴位产生一种柔和而持久的刺激。一般说来，由于羊肠线刺激平和，因此信息冲动平稳而微弱，对大脑皮层的病理信息干扰和抑制力量不足；但如果埋线时施以捻、转、提、插等针刺手法可迅速产生作用，对慢性疾病显示出更好的效果。羊肠线对穴位的刺激和局部组织损伤的修复过程较长，产生作用较持久，可达3个月以上，使患病部位在较长时间里因这种良性刺激不断得到调整和修复。因此，临床对急慢性疾病甚至一些痼疾运用本法治疗，往往取得满意疗效。

## （三）精确选穴，多用透穴

临床往往选取经过长期实践总结出来的有效穴位进行埋线，每次少则一穴，多则二三穴。因为穴位埋线治疗次数少，间隔时间较长，因此要求找准效穴，一举取效，这样不仅可以减少患者手术之苦，而且可使处方效专力宏，避免选穴过多、刺激信息过杂，以致在大脑皮层形成互相干扰，反而不能抑制病理信息，甚至可能导致机体功能失常，增加患者的痛苦。

为了既减少取穴又能使功能相似的穴位共同发挥作用，穴位埋线疗法在操作上也会适当选择一些透穴。若一针透双穴，则可同时发挥双穴的作用；若一针透双经，则可有"从阴引阳、从阳引阴"的作用。例如，治疗胃病选用胃俞透脾俞、中脘透上脘等，可以取得较好的疗效。

## （四）精用组穴，交替调息

穴位埋线是一种手术性治疗方法，术后局部无法在数天内完全复原，为了在短期内对疾病加强治疗作用，往往在辨证取穴的基础上对有效穴位进行组合，分成2~3组交替使用，以缩短每次治疗的间隔时间，从而维持较强的刺激效应，且使穴位有调息之机，避免穴位产生耐受性而乏效。

## （五）注重敏感穴，多选特定穴

所谓"有诸内必形诸外"，敏感穴位是疾病通过经络在体表上的反应点，为邪气在经脉中聚会搏结之所，能较准确地反映疾病情况。在这些穴位进行埋线治疗，常有较好疗效。临床观察表明，患者患病的部位、种类、性质、程度不同，敏感穴也会不同，如慢性胃炎多在胃俞、足三里产生敏感反应，而气管炎多在天突、肺俞产生敏感反应；疾病的虚实寒热不同，敏感穴的反应有压痛、结节、条索状物、麻木、凹陷之别；疾病的轻重程度不同，敏感穴的敏感度亦有轻重之差。针对性地选取最能反映病情变化的敏感穴位进行治疗，其客观性、科学性、针对性更强，也更符合辨证施治的原则。

特定穴是十四经脉中容易出现敏感反应的穴位。有研究对500例患者观察发现，在背俞穴有反应者占80%，在募穴有反应者占72.4%，在其他特定穴出现敏感反应的也较多，如腑病多在其下合穴出现反应，脏病多在其原穴出现反应，痛证在其相应郄穴出现反应。可见，特定穴确为邪气在经脉中聚会搏结之所，从而在十四经脉中具有特殊治疗作用。因此，穴位埋线疗法选择特定穴和敏感穴，具有较好疗效。

### （六）诊次稀疏，操作简便

穴位埋线一般多在 7~30 天埋线一次，3 次为一个疗程，有些疾病甚至只需 1 次治疗即可痊愈，故诊疗次数较少而稀疏，且每次治疗时间少则数分钟、多则 10 多分钟即可完成，尤其适合于工作繁忙、不能经常就诊者。

## 五、作用

穴位埋线是一种具有综合效应的穴位刺激疗法，它的治疗作用较复杂，主要作用有协调脏腑、平衡阴阳，疏通经络，调和气血，补虚泻实、扶正祛邪、调节免疫等。

### （一）协调脏腑，平衡阴阳

穴位埋线具有良性的双向调节功能，对各脏腑阴阳都有调整、修复和平衡的作用，其不仅可以控制临床症状，还可促使病理变化恢复正常。有研究结果表明，在足三里、中脘穴埋线而不加用任何手法，胃肠蠕动强者治疗后蠕动减弱，胃肠蠕动弱者治疗后蠕动加强；在上巨虚、天枢埋线，对肠蠕动过慢所致的便秘和肠蠕动亢进所致的腹泻均有疗效。

产生这种作用的原因，一是穴位埋线本身是一种复合性治疗方法，刺激方式和效应呈多样化，对脏腑功能的调节呈多向性；二是埋线初期刺激强而短暂，后期刺激柔和而持久，对疾病有平衡协调的作用。埋线的整个过程刚柔相济，形成一种复杂的刺激信息，通过经络的输入，作用于人体，导致功能亢进者受到抑制而衰弱者产生兴奋，起到调整人体脏腑功能、纠正阴阳偏盛或偏衰的作用，使阴阳平衡，即达到"阴平阳秘"的状态。

### （二）疏通经络，调和气血

穴位埋线疗法亦具有疏通经络、调和气血的作用，这主要依靠其产生的针刺效应。埋线用的针具针体粗大，刺激性强，对许多由于经脉不通的疾病，特别是痛症有良好的疗效。它能转移或抑制与疼痛有关的神经递质，使经气通畅而达镇静、止痛的效果。故本法可疏通经络中壅滞的气血，使气血调和，经络通利，气滞血瘀的病理变化得以恢复正常。

### （三）补虚泻实，扶正祛邪，调节免疫

穴位埋线的补虚泻实作用，是与其短期速效和长期远效的特点分不开的。其前期的穴位封闭效应、针刺效应和刺血效应，具有较强的刺激性，往往对实邪造成的病理信息具有强烈的抑制、排除、取代作用，起到对病邪的泻的作用。埋线后期的组织损伤的后作用效应、留针及埋针效应、组织疗法效应的刺激则较缓和，一般具有兴奋作用，对身

体功能减退、免疫力降低者有一定效果。有研究发现，对免疫球蛋白偏低的患者，穴位埋线疗法可升高其免疫球蛋白，说明该法具有提高免疫的功能，即补虚扶正的作用。另外，操作时还可以因势利导，对实证者加强刺激，对虚证者则尽量减少刺激量，这样疗效将更好。

综上所述，穴位埋线对机体具有三大作用，这些作用是相互关联而不是孤立的，其疗效是通过穴位埋线对机体的诸多效应和作用来实现的，其作用方式是双向的功能调节，调节的结果是提高了机体的免疫力，消除了病理因素，从而恢复人体的正常功能。

## 六、选穴与配穴

### （一）选穴

选取穴位是穴位埋线疗法疾病的基础，它是在经络学说和现代医学理论有机结合下进行的，与疗效有密切的关系。它要求临证时应根据患者的实际情况做出比较、分析，在辨证原则指导下掌握主证，分清标本缓急，选择有效的治疗部位或穴位进行治疗。临床上，穴位埋线的取穴特点有：辨证取穴、循经取穴、局部取穴、经验取穴、按敏感反应取穴、按特定穴取穴、按神经节段说取穴。

1. **辨证取穴**

辨证取穴一般分两种：一是按症状取穴，属治标范畴，如退热取大椎、平喘取鱼际。二是根据症状寻找病因病机，再按病因病机取穴，属于治本范畴。例如，哮喘之病机为肾不纳气时选肾俞、关元埋线以益肾纳气；咳嗽痰多时，据"脾为生痰之源，肺为贮痰之器"，取脾胃经的阴陵泉、丰隆以健脾利湿化痰。临床取穴可根据病情的标本缓急，适当采用本法。

2. **循经取穴**

循经取穴就是在病变所属的经脉上取穴。《针灸大成·四总穴歌》曰："肚腹三里留，腰背委中求，头项寻列缺，面口合谷收。"此即形象地说明了循经取穴的方法。循经取穴分为两类：一是选取经过病变部位经脉的穴位，即"经脉所过，主治所及"。如腰痛选委中埋线，因委中所在膀胱经正经过腰部。二是根据辨证明确病变脏腑所属经脉，然后选择此经脉的穴位埋线。如气喘属肺脏疾病，可取肺经尺泽埋线治之。前者为狭义的循经取穴，后者为广义的循经取穴，这是针灸治病选穴的基本规律，也是穴位埋线疗法取穴的一个重要方法。

3. **局部取穴**

局部取穴即在受病的脏腑、五官、肢体的部位，就近选取穴位，这是穴位埋线疗法的一个主要取穴方法，它是根据每一腧穴都能治疗其所在部位的局部和邻近部位的疾病的特性确定的。局部取穴可就近调整受病经脉、器官、脏腑的阴阳气血，使之平衡，如胃痛取中脘、腰痛取肾俞等。

4. **经验取穴**

经验取穴就是选取根据长期临床实践总结出的对某些疾病有特殊疗效的穴位。穴位埋线疗法的埋植部位与疗效关系密切，所取腧穴均为效穴或有效部位，因此，在短期速效的基础上加上羊肠线的长期持久的刺激，可进一步巩固和提高疗效。

#### 5. 按敏感反应取穴

按敏感反应取穴即是选取疾病反应在体表的敏感穴位，根据体表、内脏的经络关联特性，以临床症状为线索，在经络按诊的基础上，依据经络的异常来判断病在何脏、何经，反应在何穴。通过埋线刺激敏感穴位以作用于相关病所，从而调整经络和脏腑，达到治疗目的。

#### 6. 按特定穴取穴

特定穴是指十四经中具有特殊治疗作用的穴位，由于它们紧密地与脏腑、经络"上下、内外相应"，有其特殊的治疗功能，故临床上经常被应用。穴位埋线疗法最常用的是腧穴、募穴，这是因为腧穴、募穴是脏腑之气输注汇集于背胸腹部的穴位。另外还有八会穴、郄穴、原穴、络穴、下合穴、八脉交会穴及部分五腧穴，临床上常根据它们特有的功能选穴。

以上取穴方法都是建立在辨证基础上的，临床上既可单独使用，也可配合使用。例如，治疗胃病，选用脾俞透胃俞、中脘透上脘、足三里透上巨虚，就是以特定穴取穴为主，同时也包括其他取穴方法。

### （二）配穴

配穴方法是根据取穴原则和经穴主治纲要，选取治疗各种不同病症的且具有协调作用的2个及以上的穴位配合成方，用以治疗疾病。

#### 1. 远近配穴法

远近配穴法根据"经脉所过"的理论，在病变的局部、邻近和远端选取穴位配成处方，是临床上常用的配穴方法。例如，鼻疾取迎香、印堂是近取法，取合谷等是远取法；胃痛取中脘、胃俞等是近取法，取内关、足三里、公孙等是远取法。

#### 2. 上下配穴法

"上"指上肢和腰部以上，"下"指下肢和腰部以下。将上部穴位与下部穴位配合使用，即是上下配穴法。《灵枢·终始》说："病在上者，下取之；病在下者，高取之；病在头者，取之足。"上下配穴法在临床上应用最广，例如，心悸、失眠，上肢取神门，下肢配三阴交；咽喉痛、牙痛，上肢取合谷，下肢取内庭；胃痛，上肢取内关，下肢取足三里。

#### 3. 俞募配穴法

五脏六腑各有其俞穴和募穴。俞穴在背腰，属阳；募穴在胸腹，属阴。俞募相配，即阴阳相调之意。因此，俞募相配适用于治疗脏腑病证。例如，肝病，俞穴取肝俞，募穴取期门；胃痛，俞穴取胃俞，募穴取中脘。

#### 4. 左右配穴法

左右配穴法是以经络循行交叉的特点为依据的配穴方法。《黄帝内经》中的"缪刺""巨刺"，就是左右配穴的应用。此法多用于头面部疾病。例如，左侧面瘫取右侧的合谷，右侧面瘫取左侧合谷。此外，治疗中风、偏瘫时，据患病的不同时期取健侧或患侧与健侧同取也为左右配穴法。

### 5. 表里配穴法

表里配穴法以脏腑、经脉的阴阳表里关系为依据配穴，即某脏腑经脉有病，专取其表里经腧穴组成处方施治。在临床上既可单取其表经腧穴，也可单取其里经腧穴，或表里经腧穴配合应用。例如，大肠经与肺经相表里，选用合谷与太渊相配，治疗肺脏疾病；胃经与脾经相表里，选用足三里与公孙相配治疗胃肠病。

以上配穴法，其目的都是形成远近、上下、前后、左右呼应的阵势，交通阴阳，沟通各经气血，来协调脏腑气血阴阳以治疗疾病，临床应用时可酌情选用。

## 七、各种埋线法操作

### 1. 穿刺针埋线法

常规消毒局部皮肤。取一段长 1~2 cm 已消毒的羊肠线，放置在腰椎穿刺针针管的前端，后接针芯。左手拇指与示指绷紧或捏起进针部位皮肤，右手持针，刺入所需深度；当出现针感后，边推针芯边退针管，将羊肠线埋植在穴位的皮下组织或肌层内，针孔处覆盖消毒纱布。每周 1 次。

### 2. 注射针头埋线法

常规消毒局部皮肤（无须麻醉）。将 0 号羊肠线剪至 1~1.5 cm 长，然后套入 8 号或 9 号注射针针头内，后接针芯。右手持针头上部快速透皮缓慢进针，得气后边推针芯边退针头，将羊肠线埋入穴内肌肉浅层，针孔处覆盖消毒纱布。每周 1 次。

### 3. 特制埋线针埋线法

局部皮肤消毒后，以 2% 利多卡因做浸润麻醉。剪取约 1 cm 长的羊肠线，套在埋线针针尖缺口上，两端用止血钳夹住，右手持针，左手持钳，针尖缺口向下以 15°~40° 方向刺入。当针头缺口进入皮内后，左手即将血管钳松开，右手持续进针直至羊肠线头完全埋入皮下，再进针 0.5 cm，随后把针退出。用消毒干棉球或纱布压迫针孔片刻，再用纱布覆盖，保护创口 3~5 天。每周 1 次。

### 4. 三角针埋线法

在距离穴位两侧 1~2 cm 处，用碘酊在进出针点做标记。皮肤消毒后，在标记处用 2% 的利多卡因做皮内麻醉。用持针器夹住带羊肠线的皮肤缝合针，从一侧局部麻醉点刺入，穿过穴位下方的皮下组织或肌层，从对侧局部麻醉点穿出，捏起两针孔之间的皮肤，紧贴皮肤剪断两端线头，放松皮肤，轻轻揉按局部，使羊肠线完全埋入皮下组织内。用 2% 碘酒消毒针孔，敷盖纱布 3~5 天。每次可用 1 个穴位。20~30 天 1 次。

### 5. 切开埋线法

在选定的穴位上用 2% 利多卡因做浸润麻醉。用刀尖刺开皮肤 0.5~1.0 cm，先将血管钳探至穴位深处，经过浅筋膜达肌层探找敏感点按摩数秒钟，休息 1~2 分钟。然后用 4~5 根 0.5~1.0 cm 长的羊肠线埋于肌层内。羊肠线不能埋在脂肪层或埋得过浅，以防吸收不良或感染。切口处用丝线缝合，盖上消毒纱布，5~7 天后拆去丝线。

### 6. 切开结扎埋线法

用手术刀尖在局部麻醉皮丘处切开皮肤 0.2~0.5 cm，将弯止血钳插入穴位深处按摩、弹拨数秒钟，使产生酸、麻、胀感。然后用挂针钳夹住穿有羊肠线的缝合针从切口刺入，经过穴位深层从另一处穿出皮肤，再从穿出处进入，经穴位浅层至原切口处穿出，将两线头适当拉紧打结，并将结头埋入切口深处。包扎伤口5～7天。此法对穴位的刺激最强。常用于小儿脊髓灰质炎后遗症。15～20天1次。约7次为一个疗程。

## 八、羊肠线排列形式

1. 单列式

单列式即埋入穴位的羊肠线呈"1"或"—"形排列，为埋线法中最常见的羊肠线排列方式。穿刺针刺入穴位一次即埋入一段羊肠线于穴内，即为单列式。

2. 并列式

并列式即埋入穴位的羊肠线呈"="形或"≡"形排列，在穴内同一平面埋入数根羊肠线并列排列，即为并列式。采用穿线法将羊肠线穿好后，两端并列穿出皮外，剪去皮外线端，穴内即可并列植入2根羊肠线。切埋法、割埋法也多在切开刺激后，一起放入2根及以上羊肠线并列埋于穴内。有的部位也用穿刺针在一个针眼反复进出针埋入数根羊肠线。

3. 交叉式

交叉式即两根羊肠线在穴内同一平面内交叉排列于穴内。例如，治腱鞘囊肿和斑秃时，在一侧埋入羊肠线后，又在与之垂直的另一侧再埋入一根羊肠线，使之呈"十"字交叉排列。

4. 透穴波浪式

透穴波浪式即在透穴时将羊肠线进行波浪式排列，使羊肠线形成"－∧－∧－"形式。例如，肝俞透胆俞透脾俞时，用三角针从肝俞透胆俞出针，又从胆俞原针眼进针刺向脾俞。将两侧线端拉紧，再剪去皮外线头，皮下肠线即成波浪式排列。

5. 纵行连接式

纵行连接式即在一些埋线部位较长、较深的位置以及透穴埋线时，接连埋入几根线段。例如，采用"浮、中、沉"埋线法，在穴位深部、中部及皮层部针感最强处各留一段羊肠线，而在面、背、腹部表层穴位用穿刺针作透穴埋线时由远及近各留一段羊肠线，亦称"远、中、近"法。其他如腕踝针穴区、头针穴区等均可用此方法，以发挥一穴多能作用、扩大刺激面、激发经气，使疗效快速而持久。

6. "V"形式

"V"形式即将羊肠线呈"V"形埋入腧穴。采用植线法时将埋线针压住肠线中段刺入穴内，可在穴内呈"V"形埋线，穿刺针沿不同方向埋入两根线段；采用穿线法时向不同方向放射性穿线，也可使之呈"V"形。

7. "Σ"形式

"Σ"形式多用于腰背部穿线。在离脊柱中线旁0.5 cm处画4～6点，再距此线5 cm处交叉刺4～6点，两旁各点之横行连线即为穿线处。本法多用于小儿麻痹后遗症，但麻痹肌肉往往很薄，羊肠线不能穿得过浅，也不能过深，以穿到筋膜及肌层为尽。刺激结扎一定长度的"∑"形穿线，多用于膝过伸，效果较好。轻度膝过伸可从委中穴穿至腓肠肌；中度可从殷门穿至腓肠肌或委中穿至承山穴；重度则要从环跳穴穿至承山穴。1次不能超过20针，沿下肢后侧正中线左右分别划点，点距2～3 cm。先做上端穴位刺激结扎，然后以羊肠线由上而下逐点连续在肌层穿线，最后在下端穴位做刺激结扎。当羊肠线跨过腘窝时，注意避开大血管及神经。

### 8. 半环式

半环式即穴位切开刺激后，用三角针穿线。从切口进入，经穴下深部肌层至对侧局部麻醉点穿出皮肤，再从出针孔进针，经穴下浅肌层或筋膜层穿出后两端线头结扎，整个肠线排列如半环形。用于一般穴位的结扎。

### 9. 横"8"字形

横"8"字形羊肠线排列形式在临床主要用于大椎、腰阳关等部位的埋线。即先行一侧的半环式穿线，再从原进口向另一侧进行半环式穿线，从原切口出针后与另一端线端结扎，呈现横着的"8"字形。

### 10. "K"形单"8"字形

此排列形式主要用于环跳穴。以环跳为中心，一端线拉向上髎穴方向穿线，一端线拉向下髎穴方向穿线，结扎于环跳处。

### 11. "K"形双"8"字形

此排列形式主要用于环跳穴。其划线标志为股骨大粗隆向长强穴和向髂嵴中点各划5～8 cm长线，切口刺激点取各线中点，行双"8"字形结扎。

### 12. 圆环式

圆环式多用于三角肌部位，从臂臑穴向上绕过肩髃绕一圈结扎。

## 九、工具

### （一）埋线药物

埋线用的羊肠线一般选用00号、0号、1号、2号，有时亦选用000号、3号、4号等不同规格的羊肠线；注线用的羊肠线根据情况可剪成0.5 cm、1 cm、1.5 cm、2 cm、2.5 cm、3 cm、4 cm长线段；植线用的羊肠线一般剪成2 cm、3 cm、4 cm长；穿线用的羊肠线可根据穴位情况确定长度，一般每穴选用10～15 cm为一段，以利于线段双折穿于三角针上。将线段分别存放于75%酒精内浸泡备用。现亦有灭菌独立包装的埋线专用羊肠线，临用时再用生理盐水浸泡致软以利吸收，但不能过早置于生理盐水中浸泡，以免软化及液化；若需用中药浸泡或磁化，可浸泡后一起高压消毒。

### （二）器材

#### 1. 一般器材

75%酒精、注射器、1%普鲁卡因或2%利多卡因或2%碘酒、医用手套、龙胆紫（标记用）、无菌棉球、纱布、胶布、绷带。此外，准备洞巾、指针器、手术剪、血管钳、手术刀柄、手术刀（尖头）、腰盘、钝性探针、三棱针等，高温消毒备用。

2. 埋线针具

（1）特制埋线针：是一种特制的专用于埋线的坚韧的金属钩针，长 12～15 cm，针尖呈三角棱形，三角棱形底部有一缺口用以钩挂羊肠线。

（2）腰椎穿刺针：一般选用 9 号、12 号腰椎穿刺针，有时也用 16 号、18 号穿刺针。穿刺针用前将针芯尖端磨平，将针管磨短，使针芯稍长于针管尖端 1 mm，以免针芯与套管将线端夹住导致针芯及羊肠线不能进退，确保将肠线顺利推出针管。同时，将针的套管尖端斜度磨大、磨锐，使之更易进针，且减轻疼痛。

（3）8 号或 9 号普通注射针头；2 寸毫针（直径 0.40 mm），剪去针尖。

（4）三角缝合针。

所有针具在使用前均应高压消毒。

## 十、适应证

（1）各种疼痛性疾病：神经性疼痛，如头痛、偏头痛、三叉神经痛、肋间神经痛、带状疱疹后遗神经痛、坐骨神经痛、急慢性腰背肌肉劳损所致疼痛等。

（2）各种功能紊乱性疾病：眩晕、舞蹈病、心律不齐、原发性高血压、多汗、胃肠功能紊乱、神经衰弱、失眠、功能性子宫出血、月经失调、阳痿、遗精、性功能紊乱、不孕症、癔症、癫痫、精神分裂症、眼面肌痉挛、遗尿、营养不良、咽喉异物感等。

（3）各种慢性疾病：慢性支气管炎、支气管哮喘、慢性胃炎、胃及十二指肠溃疡、慢性肠炎、慢性肝炎、中风偏瘫、脊髓灰质炎后遗症、风湿性关节炎、骨质增生性关节炎、强直性脊柱炎、慢性荨麻疹、银屑病、神经性皮炎、慢性鼻炎、视神经萎缩、中心性视网膜炎等。

## 十一、禁忌证

（1）5 岁以下患儿禁用或慎用。

（2）晕针者不宜使用。

（3）严重心脏病患者不宜使用；若必须使用，不宜强刺激或使用过长羊肠线。

（4）习惯性流产者及孕妇禁用，妇女经期慎用。

（5）肺结核活动期、骨结核者不宜使用。

（6）局部皮肤有感染、溃疡者不宜行穴位埋线。

## 十二、体位

穴位埋线疗法取穴和操作的正确性、治疗效果的取得均与选择合适的体位有密切联系，选择合适的体位，可以显露埋线部位，便于操作，同时使患者感觉舒适，从而减少晕针的发生。体位的选择一般应根据患者的体质、病情、心理状况及埋线部位来确定。例如，体虚、病重或精神紧张的患者，应尽量采用卧位；颈部埋线则应采用俯伏坐位。

确定体位后，施术过程中不可随意改变体位，以免影响操作，引起疼痛、弯针、断针等事故。

埋线时，一般有以下几种体位：①仰卧位，适用于前身部腧穴的埋线。②俯卧位，适用于后身部腧穴的埋线。③侧外位，适用于侧身部腧穴的埋线。④仰靠坐位，适用于头面、前颈、上胸和肩臂、腿膝、足踝等部腧穴的埋线。⑤俯伏坐位，适用于项、枕、后项和肩背等部腧穴的埋线。⑥侧伏坐位，适用于项、面颊等部腧穴的埋线。⑦屈肘仰掌位，适用于肩臂、前臂和手掌部腧穴的埋线。⑧掌位，适用于肩臂、前臂伸侧面、手背部腧穴的埋线。⑨屈肘侧掌位，适用于肩臂、前臂外侧面、腕掌部腧穴的埋线。

### 十三、操作流程

#### （一）操作前准备

（1）护士准备：①双人核对医嘱、治疗单。②仪表端庄，着装整洁；洗手、戴口罩。

（2）患者准备：协助排空二便，取适宜体位，注意保护患者隐私。

（3）物品准备：治疗盘、埋线包、无菌剪刀、可吸收性外科缝线、一次性使用无菌注射针头、皮肤消毒液、无菌棉签、一次性无菌手套、锐器盒等。

（4）环境准备：环境安静整洁，温度适宜，光线充足。

#### （二）评估

评估患者的主要症状、临床表现、既往史、过敏史，是否妊娠，埋线处局部皮肤情况，患者年龄、体质、疼痛耐受度、当前精神状态及配合程度，以及患者的凝血功能。

#### （三）告知

告知患者施术目的、操作方法，以及可能出现的不适、意外情况及注意事项；操作前排空二便；在操作过程中不要变更体位。

#### （四）施术

（1）协助患者取舒适体位，暴露局部皮肤，注意保暖。

（2）遵医嘱选取埋线的穴位。

（3）常规消毒皮肤。施术者佩戴无菌手套。

（4）打开埋线包，取可吸收外科缝线 1.0 cm 左右长度的线体备用，取一次性无菌注射针头，将备好的外科缝线放入一次性注射针头的前端，线头勿超出注射针头，用一手拇指和示指固定拟进针穴位，另一只手持针迅速刺入。

（5）埋入线体：选择适当针刺方向刺入达到所需的深度后，迅速拔出针头，使线体埋植在穴位的肌层内，用无菌棉签按压针孔止血。

（6）观察患者埋线后皮肤情况，有无不良反应，协助患者取舒适体位，整理用物。

### (五) 注意事项

(1) 严格进行无菌操作，预防感染。埋线器械必须高压消毒，除注射针头埋线法外，均应戴消毒橡皮手套施术，三角针埋线法还必须铺无菌孔巾。
(2) 羊肠线最好埋入肌肉浅层，线头不可暴露于皮肤之外。
(3) 掌握好埋线深度，不可伤及内脏、大血管、神经干。
(4) 用剩的羊肠线可浸泡在75%乙醇中，临用前再用生理盐水浸泡。
(5) 同一穴位多次埋线时，应偏离上次埋线部位。
(6) 需要用普鲁卡因麻醉者，必须皮试阴性方可使用。
(7) 整个操作过程中用力宜均匀、轻巧，针透皮时切忌用力过猛，避免断针。

## 十四、异常情况的处理与预防

### (一) 异常反应

(1) 少数患者因治疗过程中无菌操作不严格或伤口保护不佳，造成感染。一般在治疗后3～4天出现局部红肿、疼痛加剧，并可能伴有发热。应予局部热敷及抗感染处理。
(2) 个别患者对羊肠线过敏，治疗后出现局部红肿、瘙痒、发热等反应，甚至出现切口处脂肪液化、羊肠线溢出，应适当做抗过敏处理。
(3) 如果有神经损伤，会出现神经分布区皮肤感觉障碍；运动神经损伤，会出现所支配的肌肉群瘫痪；坐骨神经、腓神经损伤，会引起足下垂和拇趾不能背屈。出现此种现象应及时抽出羊肠线，并给予适当处理。

### (二) 处理

**1. 类晕针现象**

患者因体弱、精神紧张，或过饥、过饱、过劳，或体位不当、施术者手法过重等出现面色苍白、头晕目眩、心悸气短、恶心欲呕等晕针现象，重者四肢厥冷、不省人事、脉象沉伏。处理：立即停止操作，拔出注射针头，患者头低位平卧，注意保暖。轻者一般休息片刻，饮温开水后即可恢复。重者在上述处理的基础上，可掐水沟、内关、足三里，或灸百会、关元、气海；若仍不省人事，应考虑配合其他急救方法进行处理。

**2. 血肿**

埋线进出针时误伤血管，致损伤局部肿胀疼痛。应揉按血肿处使之消退；若内出血较多，应冷敷、加压止血，并使用止血药。

**3. 创伤性气胸**

施术者操作欠细致，或解剖部位不清，或遇麻痹无知觉病症（如脊髓空洞症），或患者突然变动体位，针刺过深刺伤肺脏出现胸闷心悸、呼吸困难、发绀、胸肋间隙变宽、呼吸音减弱或消失，患侧胸部叩诊呈鼓音、心浊音界缩小，触诊可发现气管向健侧移位，X线检查可进一步确诊。轻者应采取镇咳、抗感染措施；重者当立即采取急救措施，迅速进行排气、输氧、抗休克等，否则可危及生命。

**4. 刺伤脑脊髓**

刺伤延脑主要是由于深刺风府、哑门，或深刺风池、华佗夹脊等穴方向不当，针由颅底枕骨大孔入颅而损伤延脑所致。损伤脊髓则均因刺背正中线第一腰椎以上督脉穴位过深或因斜刺华佗夹脊、背俞穴针刺过深所致。

若刺伤延髓，可出现抽搐。若刺伤脊髓，轻者出现触电样感觉，并向肢端放射；重者可产生暂时性肢体瘫痪。一般经休息及对症治疗可逐渐恢复。若发生头痛、恶心、呕吐等应注意观察；若症状加重，神志昏迷，应及时抢救。

**5. 刺伤神经**

刺伤神经根、神经干，可出现触电样放射感，可自行消失，但若刺激过强损伤了神经组织，可沿神经分布路线出现灼痛、麻木、运动障碍等末梢神经炎症状，一般可自行恢复，重者需用维生素 B 类药物治疗。

### （三）预防

为防止出现类晕针现象，对首次埋线者，应做好解释工作，避免其精神过度紧张；对老、弱者取穴埋线，强度要适宜。为防止出现血肿，应完全避开血管。为防止出现气胸，对胸、背、锁骨上窝部的穴位必须按操作规程刺埋，最好斜刺埋线，根据患者体态施刺深浅埋线。为防止刺伤脑脊髓，应熟悉穴位解剖，严格把握针刺深度，如埋哑门、风府穴时，必须学会其特殊针法，项背部位严禁深刺乱捣。为防止刺伤神经，对位于神经根、神经干上的穴位应掌握刺激强度；为不伤及神经，应有计划地轮换使用其他相应穴位，给予埋线。

# 第三节　腕踝针

## 一、概述

腕踝针是针刺部位只局限于四肢的腕踝部位的一定刺激点上，用毫针刺入皮下，以治疗全身疾病（如多种痛症、神经疾病、精神疾病等）的一种针刺疗法。

## 二、沿革

腕踝针是 20 世纪 60 年代由中国人民解放军第二军医大学第一附属医院精神神经科张心曙等将电刺激疗法与传统的中医针刺疗法相结合而创造、发展起来的。在进行电刺激疗法时，根据经络学说的理论及耳针的启发，将刺激电极分别放在经过腕踝部的手、足三阴经和三阳经的某些经穴（如内关、外关、三阴交、悬钟等）上，用来治疗功能性麻木、肢体瘫痪、腰腿疼痛、神经官能症等，取得了较为满意的疗效。其后的反复临床实践证明，电极放在手腕和足踝不同的部位，可以治疗不同的疾病。治疗过程中发现，当移动电极时，腕踝部的某些点与身体一定部位有联系。例如，将电极放在腕部内侧面的小指侧时，对身体前中线附近的病症有治疗作用；将电极放在腕背小指侧时，对身体后中线附近的病症有治疗作用。通过不断探索，结合四肢、躯干的阴阳关系，在腕部和踝部各定了6个刺激点，并将身体由前向后大致划分为6个纵区，以此作为治疗的基础。同时，发现一侧腕踝部的刺激点主要作用于同侧身体相应部位的病变，而身体上、下又可以横膈膜为分界线。这样，身体分上下、分前后、分纵区及其与腕踝部刺激点具有对应关系的腕踝针理论终于形成。该针法于1975年被定名为腕踝针，1976年公之于众。腕踝针疗法自1966年用电刺激法开始，直至1972年改为针刺，先后采用直刺、斜刺，最后定为沿皮刺。沿皮刺将针平刺入皮下，不仅安全、无不适感，且病症消失也更快；针刺方向与症状部位相关，以针尖朝向病灶为原则。由于该法操作简便、治疗范围广泛、疗效快速，很快得到广泛的临床应用，并传到美国、日本等国家。此后，有关腕踝针的研究论文在全国各类学术期刊上陆续发表，使得腕踝针的临床应用和针刺方法日益丰富，其作用机理也得以进一步的明确论证。

## 三、工具

腕踝针针具使用的是不锈钢毫针。为了使针能浅刺进皮下，且便于操作，针的硬度、粗细和长度十分重要。针不能过硬，硬的针较粗，针尖刺进皮肤时易出现痛感，针体也不易刺进皮肤；腕踝部上端较粗，略呈斜坡状，针若过硬则不易浅刺。针若过软，也不易刺进皮肤并刺入皮下，推针时针体易弯曲，不易掌握。针的长度也要适当，针过短不易产生疗效；针过长又易刺至肌层或刺伤血管致出血。不同患者的皮肤坚韧度不一；即使同一患者，踝部皮肤一般较腕部厚且坚韧，而同一肢体内外侧也有区别。腕踝针的针具通常有三种。

（1）30号或32号1.5寸毫针：初时认为疗效好，后发现针较长，针沿皮下刺入时，针尖易刺入肌层或刺伤血管，现已少用。

（2）32号1.0寸毫针：能得到1.5寸毫针同样的疗效，但因针较短，不致刺入肌层，且易于掌握，操作及留针都较方便，成人与儿童均适用，为目前主要应用的针型。

（3）皮内针：使用1.0寸毫针刺入踝部的下5寸，仍有不便，皮内针因较短，可见效，但患者反映疗效不如1.0寸毫针，故应用有限，目前主要用于腕部，特别是用于治疗儿童及青少年的近视，因其留针时间可以较长，活动不受影响，并能获得良好的效果。

## 四、操作技术规范

### （一）腕踝针的分区

#### 1. 体表分区

腕踝针将人体体表划分为"纵行六区、上下两段"，即分为头面、颈、躯干和上、下肢6区，以横膈线为界将人体分为上、下两段。以臂干线和股干线为上下肢与躯干的分界，臂干线环绕肩部三角肌附着缘至腋窝，股干线自前面的腹股沟至后面髂骨嵴。

（1）头面躯干6区。

1区：从前正中线开始，向左、右各旁开1.5同身寸所形成的体表区域，分别称为左1区、右1区。临床上常将二者合称为1区。

2区：1区边线到腋前线之间所形成的体表区域。

3区：腋前线至腋中线之间所形成的体表区域。

4区：腋中线至腋后线之间形成的体表区域。

5区：腋后线至6区边线之间所形成的体表区域，与2区前后呼应。

6区：后正中线向左、右各旁开1.5同身寸所形成的体表区域，分别称为左6区、右6区。因二者都紧靠后正中线，故临床常将二者合称6区，与1区前后呼应。

（2）上肢6区。将上肢的体表区域纵向6等分，从上肢内侧尺骨骨缘开始，顺时针依次为1区、2区、3区、4区、5区、6区，左右对称。

（3）下肢6区。将下肢的体表区域纵向6等分，从下肢内侧跟腱缘开始，顺时针依次为1区、2区、3区、4区、5区、6区，左右对称。

（4）上、下两段。

横膈线是以胸剑结合部为准，并环身一周所做的水平线。

横膈线以上的体表区域包括左、右上肢，为上段。头面躯干的体表区域与左、右上肢的同名区域相对应、相衔接，临床常合称为上1区、上2区、上3区、上4区、上5区、上6区。

横膈线以下的体表区域包括左、右下肢，为下段。躯干的体表区域与左、右下肢的同名区域相对应、相衔接，临床常合称为下1区、下2区、下3区、下4区、下5区、下6区。

**2. 各区的脏腑分布**

（1）上1区的体表区域内的脏腑、器官、组织：前额、眼、鼻、口、门齿、舌、咽喉、胸骨、气管、食管，以及左右上肢1区内的肌肉、筋腱、骨骼、神经等。

（2）上2区的体表区域内的脏腑、器官、组织：额角、眼、后齿、肺、乳房、心脏（左上2区），以及左右上肢2区内的肌肉、筋腱、骨骼、神经等。

（3）上3区的体表区域内的脏腑、器官、组织：面颊、侧胸，以及左右上肢3区内的肌肉、筋腱、骨骼、神经等。

（4）上4区的体表区域内的脏腑、器官、组织：颞、耳、侧胸，以及左右上肢4区内的肌肉、筋腱、骨骼、神经等。

（5）上5区的体表区域内的脏腑、器官、组织：后侧头部、后背部、心脏、肺，以及左右上肢5区内的肌肉、筋腱、骨骼、神经等。

（6）上6区的体表区域内的脏腑、器官、组织：后头部、脊柱颈胸段，以及左右上肢6区的肌肉、筋腱、骨骼、神经等。

（7）下1区的体表区域内的脏腑、器官、组织：胃、膀胱、子宫、前阴，以及左右下肢1区内的肌肉、筋腱、骨骼、神经等。

（8）下2区的体表区域内的脏腑、器官、组织：胃、脾、肝、大小肠，以及左右下肢 2 区内的肌肉、筋腱、骨骼、神经等。

（9）下 3 区的体表区域内的脏腑、器官、组织：肝、胆、脾、胁部，以及左右下肢 3 区内的肌肉、筋腱、骨骼、神经等。

（10）下 4 区的体表区域内的脏腑、器官、组织：胁部、肝、脾，以及左右下肢 4 区内的肌肉、筋腱、骨骼、神经等。

（11）下 5 区的体表区域内的脏腑、器官、组织：腰部、肾、输尿管、臀，以及左右下肢 5 区内的肌肉、筋腱、骨骼、神经等。

（12）下 6 区的体表区域内的脏腑、器官、组织：脊柱腰骶段、肛门，以及左右下肢 6 区内的肌肉、筋腱、骨骼、神经等。

### （二）腕踝针的针刺点和主治

腕踝针共有 12 对进针点。因其与传统的腧穴相当，亦称其为穴位，左右对称，上肢 6 对，下肢 6 对。各穴主治病症包括其对应区域内的脏腑器官、组织等引起的各种病症，以及主要症状能反应在该区域内的各种病症。

**1. 上肢 6 对**

上肢 6 对穴位在内关与外关穴水平位置上，环前臂做一水平线，并从前臂内侧尺骨缘开始，沿前臂内侧中央、前臂内侧桡骨缘、前臂外侧桡骨缘、前臂外侧中央、前臂外侧尺骨缘的顺序分为 6 等份，每一等份的中点为针刺穴位，并分别称之为上 1 穴、上 2 穴、上 3 穴、上 4 穴、上 5 穴、上 6 穴。

（1）上 1 穴：位置在小指侧的尺骨缘与尺侧腕屈肌腱之间。主治前额、眼、鼻、口、门齿、舌、咽喉、胸骨、气管、食管及左右上肢 1 区内的各种病症。例如：前额痛，眼病，鼻病，鼻窦病，牙痛，口疮，咽喉肿痛，扁桃体炎，失声，失语，甲状腺功能亢进，甲状腺功能低下，胸骨后疼痛，食道炎，呃逆，咳嗽，胸闷，气管炎，支气管炎，以及上 1 区内肌肉、筋腱、神经、骨骼所引起的损伤，腕关节痛，手掌掌侧疼痛麻木，小指疼痛麻木，荨麻疹，高血压，失眠，更年期综合征，糖尿病，癫痫等。

（2）上 2 穴：位置在腕掌侧面中央，掌长肌腱与桡侧腕屈肌腱之间，相当于内关穴处。主治额角、眼、后齿、肺、乳房、心脏（左上 2 区）及左右上肢 2 区内的各种病症。例如：前额疼痛、眼睑下垂、目赤肿痛等眼病，鼻窦炎，副鼻窦炎，牙痛，颈痛，胸痛，锁骨骨折后遗症，乳腺增生，乳房胀痛，缺乳，回乳，乳痈，急性乳腺炎，乳房肿块，心慌，心悸，心律不齐，冠心病，心绞痛，心肌缺血，胁痛，以及上 2 区内的肌肉、筋腱、神经、骨骼引起的病症，腕关节屈伸不利，腕关节扭挫伤，中指、无名指屈伸不利及扭挫伤等。

（3）上 3 穴：位置在桡动脉与桡骨缘之间。主治面颊、侧胸及左右上肢 3 区内的各种病症。例如：额角疼痛，偏头痛，面痛，痄腮，牙痛，胸锁乳头肌炎，耳鸣，急性中耳炎，慢性中耳炎，侧胸痛，腋臭，腋窝多汗症，肩关节疼痛，以及上 3 区内的肌肉、筋腱、骨骼、神经引起的各种病症，桡骨颈突炎，拇指扭挫伤，拇指屈伸不利，示指屈伸不利，示指扭挫伤等。

（4）上 4 穴：位置在拇指侧的桡骨内外缘之间。主治颞、耳、侧胸及左右上肢 4 区内的各种病症。例如：耳后痛，颈侧痛，胸锁乳头肌炎，耳鸣，急性中耳炎，慢性中耳炎，侧胸痛，腋臭，腋窝多汗症，肩关节疼痛，以及上4区内的肌肉、筋腱、骨骼、神经引起的各种病症，腕关节内伸疼痛，桡骨颈突炎，拇指扭挫伤，拇指屈伸不利，拇指关节胀痛，示指屈伸不利，示指扭挫伤等。

（5）上5穴：位置在腕背中央，即外关穴处。主治后侧头部、后背部、心脏、肺及左右上肢5区内的各种病症。例如：后头痛，颈椎病，落枕，眩晕，肩背痛，冠心病，三角肌下滑囊炎，以及上5区内的肌肉、筋腱、骨骼、神经引起的各种病症，腕关节屈伸不利，腕关节肿痛，手背疼，中指疼痛，无名指疼痛等。

（6）上6穴：位置在距小指侧尺骨缘1 cm处。主治后头部、脊柱颈胸段及左右上肢6区内的各种病症。例如：后头痛，颈项强痛，落枕，胸椎痛，以及上6区内的肌肉、筋腱、骨骼、神经引起的各种病症，腕关节肿胀，腕关节屈伸不利，小指麻木不仁等。

2. 下肢6对

下肢6对穴位在三阴交与悬钟穴水平位置上，环小腿做一水平线，并从小腿内侧跟腱缘开始，沿小腿内侧中央、小腿内侧胫骨缘、小腿外侧腓骨缘、小腿外侧中央、小腿外侧跟腱的顺序分为6等份，每一等份的中点为进针点，并分别称之为下1穴、下2穴、下3穴、下4穴、下5穴、下6穴。

（1）下1穴：位置靠跟腱内缘。主治胃、膀胱、子宫、前阴及左右下肢1区内的各种病症。例如：胃痛，恶心，呕吐，食欲不振，脐周痛，淋证，泌尿系感染，月经病，痛经，急性盆腔炎，慢性盆腔炎，带下病，各种阴道炎，阴挺，阴瘙痒，腹股沟疼痛或屈伸不利，以及下1区内的肌肉、筋腱、骨骼、神经引起的各种病症，膝关节肿胀，膝关节炎，跟腱疼痛，足跟疼痛，足内侧疼痛，拇趾屈伸不利，拇趾肿痛等。

（2）下2穴：位置在内侧面中央，靠胫骨后缘。主治胃、脾、肝、大肠、小肠及左右下肢2区内的各种病症。例如：胸胁胀痛，胁痛，脾大，肝大，腹痛，结肠炎，急性阑尾炎，慢性阑尾炎，腹泻，便秘，卵巢炎，子宫体炎，腹股沟疼痛，下肢屈伸不利，膝关节炎，膝关节肿痛，内踝扭挫伤，脚掌疼痛，足二、三趾疼痛或屈伸不利，以及下2区内的肌肉、筋腱、骨骼、神经引起的各种病症。

（3）下3穴：位置在胫骨前嵴向内1 cm处。主治肝、胆、脾、胁部及左右下肢3区内的各种病症。例如：胁痛，髋关节屈伸不利，内侧副韧带损伤，膝关节炎，骨性膝关节炎，踝关节屈伸不利，踝关节扭挫伤，以及下3区内的肌肉、筋腱、骨骼、神经引起的各种病症。

（4）下4穴：位置在胫骨前嵴与腓骨前缘的中点。主治胁部、肝、脾及左右下肢4区内的各种病症。例如：侧腰痛，臀外侧皮神经炎，外侧副韧带损伤，膝关节炎，骨性膝关节炎，踝关节屈伸不利，踝关节扭挫伤，坐骨神经痛，以及下4区内的肌肉、筋腱、骨骼、神经引起的各种病症。

（5）下5穴：位置在外侧面中央，靠腓骨后缘。主治腰部、肾、输尿管、臀及左右下肢5区内的各种病症。例如：肾绞痛，腰痛，第三腰椎横突综合征，臀上皮神经炎，股外侧皮神经炎，坐骨神经痛，膝关节屈伸不利或疼痛，外踝扭挫伤，以及下5区内的肌肉、筋腱、骨骼、神经引起的各种病症。

(6) 下6穴：位置靠跟腱外缘。主治脊柱腰骶段、肛门及左右下肢6区内的各种病症。例如：腰痛、腰椎增生、急性腰扭伤、痔疮、肛门周围湿疹、尾骨疼痛、腓浅神经炎、坐骨神经痛，以及下6区内的肌肉、筋腱、骨骼、神经引起的各种病症。

### （三）腕踝针的选穴

**1. 选穴依据**

（1）根据主要症状的解剖部位及其所在的体表区域。首先必须明确患者所患疾病的主要症状，其次根据主要症状判断其所在体表区域，最后按照腕踝针的取穴原则选取相应的穴位进行治疗。例如，对于中耳炎，明确中耳炎的主要症状为耳部疼痛、有分泌物，病变部位在耳，而耳归属于上3区和上4区，因此选取双上3穴、双上4穴进行治疗。

（2）引起异常病症原因的解剖部位及其所在体表区域的主要症状，可直接反映疾病病因所在。而有些疾病的主要症状却不能直接反映疾病病因所在。对这一类疾病应用腕踝针治疗时，如果仅把注意力放在主要症状上来判断其所在的体表区域，可能疗效欠佳。要想取得满意的疗效，还必须根据引起主要症状的原因来选取治疗穴位。例如，胆囊炎患者出现右肩痛，如果单纯把"右肩部疼痛"作为临床选穴的依据而选取上3穴、上4穴来治疗，则可能疗效欠佳；但如果考虑到"右肩疼痛"是由胆囊炎引发，从而选择下3穴来治疗，就能取得满意的疗效。

**2. 选穴原则**

腕踝针将人体体表划分为左右对称6区。而这左右对称的6区又可以横膈线为界分为上、下两段。与之对应共有24个穴位，如左上1穴、右下4穴、左下2穴等。该疗法的进针点应有针对性，且尽可能少，应遵守以下选穴原则。

1）基本原则。

（1）上病取上，下病取下：是针对上、下两段而言。即患者的主要症状或病因在体表区域的上段，就取与之对应的腕部穴位；若在下段，则取对应的踝部穴位。如头痛取腕部穴；而腿痛则取踝部穴。

（2）左病取左，右病取右：是针对左右对称的6个体表区域而言。即患者的主症或病因所在位于体表区域左侧6个区的任一区域中，就取左侧与之对应的腕部或踝部穴；若在右侧，则取右侧对应的穴位。例如，对于左乳房的炎性疼痛，根据左乳房的体表区域为左上2区，以取左上2穴为主；急性阑尾炎的症状以转移性右下腹痛为主，右下腹属右下2区，则取右下2穴为主。

（3）区域不明，选双上1穴：临床有些疾病尤其是全身疾病，无法确定其体表区域，如失眠、高血压、全身瘙痒症、多汗或无汗寒战、高热、癫痫、精神分裂症、内分泌失调、更年期综合征、小儿舞蹈症、小儿多动症、乏力等。对于这些疾病及一些病因复杂、难以明确判断其体表区域的疾病，均可取双上1穴进行治疗。

2）变通原则。

除上述原则外，临床应用时还有一些变通的取穴原则。

（1）上下同取：指针对患者主要症状或病因的表现位置，处在比较靠近横膈线的部位时，治疗不仅要取上（下）部的穴位，还要取与之对应的下（上）部穴位。例如，胃脘痛，按体表区域的划分，胃脘部属于下1区或右下2区，为加强疗效，不仅要取双下1穴和右下2穴，而且要酌加双上1穴和右上2穴。

（2）左右共针：指针对患者的主要症状或引起疾病的病因位于躯干1区或躯干6区时，应左右同取，取双上1穴或双下1穴。例如：脐周痛，主要症状表现在肚脐，属下1区，治疗时可同取左下1穴与右下1穴。

此外，临床亦见右上腹疼痛时，针右下2穴效果不佳，此时有必要辅以针左下2穴加以治疗；也可见到右肾区疼痛取右下5穴和左下5穴而获速效的病例。这些现象说明，对于一些疗效不显著的疾病，还可以加针左右相对应的穴位加以治疗。

（3）前后呼应：指针对脏腑功能失调或以脏腑损伤为主的疾病，临床选穴时必须前后呼应。例如：冠心病，其病位在心脏，而心脏按其体表区域划分属左2区，其前后对应部位为左5区，故对冠心病的治疗，除取左上2穴外，还必须加针左上5穴。

（4）三针排列：指针对广泛性疼痛的疾病或主要症状表现范围广泛的疾病，首先要找到一个疼痛敏感点，或主要症状的反应点，并以此为依据确定其所在的体表区域，从而选取针刺穴位，同时在此穴位的两侧各确定一点作为配穴。

对广泛性疼痛或主要症状表现广泛的疾病，用三针排刺法疗效较理想。例如：胸背疼痛，如果疼痛敏感点分别在左5区和右5区，其针刺穴位以针左、右上5穴为主，但为了取得更好的疗效，还必须在右上5穴、左上5穴的两边各加选一个穴位方可。

（5）多症并存，以痛为主：指当几种症状同时存在时，要分析症状的主次。若症状中有痛，当以痛为主要症状，并尽可能查出压痛点，以压痛点所在区为依据选取进针点。

## 五、优势

（1）简单方便。腕踝针疗法进针点少，易记易掌握；取穴部位仅为腕、踝，操作简易，不受时间、地点和环境限制。

（2）安全无痛。腕踝针疗法针刺仅达腕踝部皮下，这一部位既无重要器官，也无大的血管和神经，因此较安全。治疗时除针尖刺入皮肤时有轻微刺痛外，无其他不适感，患者易接受。

（3）适应证广。腕踝针针刺部位虽然只限于腕和踝，但其治疗范围却遍及身体多种病症，尤其对疼痛性疾病疗效极佳。

## 六、适应证

本技术治疗疾病范围较广泛，涉及内、外、妇、儿、五官等科，尤其对疼痛性疾病，神经、精神疾病疗效佳。

（1）疼痛性疾病：头痛、三叉神经痛、坐骨神经痛、眼球胀痛、胸痛、腹痛、乳房痛等。

（2）神经、精神疾病：单纯性晕厥、神经衰弱、面神经炎、面肌痉挛、坐骨神经痛、脑血管意外后遗症、多发性神经炎、肋间神经痛等。

（3）内科疾病：高血压、感冒、哮喘、腹泻、便秘、神经官能症等。

（4）外科、妇产科疾病：急性扭挫伤、腰痛、肩关节周围炎、颈椎病、落枕、肌肉扭伤、腱鞘炎、急性单纯性阑尾炎、单纯性胆囊炎、手术后腹胀、手术后及产后尿潴留、急性乳腺炎、月经不调、带下病、痛经、绝经前后诸症、功能性子宫出血等。

（5）五官科、皮肤科疾病及其他：鼻炎、耳鸣、听力减退、神经性耳聋、牙痛、近视、屈光不正、麦粒肿（睑腺炎）、视神经萎缩、急性扁桃体炎、脱发、神经性皮炎、丹毒、多汗症、皮肤瘙痒症、单纯性肥胖症、脂肪瘤，以及许多老年疾病等。

## 七、禁忌证

腕踝针一般无绝对禁忌证。经期或妊娠 3 个月内者不宜针。

## 八、操作流程

### （一）针前准备

（1）患者体位：针腕部时取坐位，针踝部时最好取仰卧位、侧卧位或俯卧位。针刺部位肌肉应尽量放松。

（2）针刺方向：腕踝针要沿皮下表浅针刺，因此针刺方向通常指向病所。即病症在针刺部位以上时，针朝向心端；若病症在手足部位，如腕踝关节痛、手背冻疮等，针朝离心端。

（3）进针点位置：一般如前所述，但若遇以下情况，进针点都需沿纵轴朝向心端适当移位，但勿向旁移位，即进针点的位置虽移动，其定位法仍不变：①针要刺过皮下有可见的血管；②针尖刺入皮肤处刺痛显著；③进针处皮肤有瘢痕、伤口或皮肤与皮下组织有粘连等。

（4）消毒：用酒精棉球擦净进针点周围皮肤，皮肤的消毒区域应大些，以免针体卧倒贴近皮肤表面时受到污染。

### （二）针刺方法

#### 1. 进针

（1）右手持针，拇指、示指、中指夹住针柄，示指和中指末端的中部在针柄上，拇指关节微屈置指端于针柄下，无名指在中指下夹住针柄，小指置于无名指下，将小指贴近皮肤表面。

（2）针尖过皮：为使针体刺入皮下时尽可能表浅，针尖刺透皮肤时的角度至关重要，以针体与皮肤形成 30° 为宜，若小于 30°，针易刺在皮内而不能达到皮下，患者感到疼痛；若大于 30°，针易刺至肌膜下而过深。因此，针刺时针体要直，不能用力推针，避免针体弯曲影响进针角度。左手的拇指宜向相反方向拉紧皮肤，使针尖较易刺入；右手的拇指端轻旋针柄，示指和中指保持不动。

针刺达到皮下的标志：①针尖的阻力由紧转松。②针尖刺入皮层时，患者可感觉有轻微刺痛，但入皮下时痛感消失。③估计针尖已刺过皮肤，即可放开持针手指，针应自然垂倒贴近皮肤表面，用针尖将皮肤挑起直径约 0.2 cm 大小的皮丘，此时将针沿皮下轻推时，手指不感到有阻力，表示针恰刺在皮下。若放开手指后针体卧倒不能贴近皮肤，表明针刺过深，须将针轻轻后退至皮下方可。

（3）针刺进入皮下后，将针循纵轴沿皮下尽可能表浅地缓慢推进，推针要缓慢，不必捻动针，要求持针的手指感觉不到阻力，且患者不出现酸、麻、胀、重的感觉。若患者有上述感觉，尤其是痛感，表示针尖已刺至深层组织或触及血管壁，应推针移向近心端重进。

2. 调针

针刺入皮下后，即可询问及检查患者原有的症状是否减轻、消失或功能是否有所恢复及其恢复的程度。以痛为主的病症，应尽可能一次针刺治疗后症状消失。如果针刺入后未能达到预期疗效，其原因除疾病本身外，也可能是针刺方法不恰当，此时就需要调针。

（1）针刺入皮下不够表浅：这种情况较多见。因针刺的部位，肌肉浅薄，针刺时针尖很容易刺入皮下较深层组织，而出现局部的胀、痛。有时在原来疼痛部位会出现沉闷、发木感，或有原来疼痛部位向临近转移。此时需将针稍退出至皮下后再刺入，上述症状即可消失。

（2）针的方向偏斜：因施术者或患者的位置不正，针刺入后有时偏离纵轴，从而影响疗效。此时要检查针的方向有无偏斜，若偏斜则退针后再调整。

（3）针刺入的长度不恰当：有的是针刺入的长度不够，致症状未能消失或消失不完全，此时可将针推进；有的为针刺入过多，在原来症状部位反而出现沉木感，或头昏、心慌等新的症状，此时将针稍稍退出。

调针是针刺取得疗效的关键，但有时调针后症状仍未改变，此时可留针观察，有的症状在留针过程中才逐渐显示疗效，如部分疼痛、感觉麻木、哮喘、精神症状等。

3. 留针

一般留针半小时，若病情较重或病期较长，可适当延长留针时间。留针期间不做捻针等加强刺激。

4. 出针

用消毒棉球轻压在进针点上并迅速拔针，以防止皮下出血。

5. 疗程

常规针刺每日 1 次，7~10 次为 1 个疗程，疗程可间隔 3~7 天。一些急性病症可每日针刺 1~4 次，每次留针 15~30 分钟。

（三）其他针法

除基本针法外，还有以下几种针法亦可用于临床治疗。

1. 埋针

埋针的基本针刺方法与腕踝针的相同。一般是按照腕踝针的基本针刺方法刺好后，在无不适感的条件下，再用无菌胶布固定针柄即可。留针时间的长短可根据疾病的情况而定，但一般不超过 24 小时。

埋针的优点是持续作用时间较长，因此常用于疼痛性疾病、慢性疾病及有器质性损伤的疾病。

#### 2. 埋线

埋线的基本方法是先按腕踝针的取穴原则，选好施术穴位，再行施术部位皮肤常规消毒，最后将 00/1 号或 00/2 号羊肠线（长度为 2～3 cm）按照腕踝针的基本针刺方法，置入所选穴位中。

一般 15～30 天 1 次，1～2 次为 1 个疗程，疗程间隔 7 天。使用埋线方法时必须注意：①取穴宜少而精。②注意预防术后感染，施术后应在局部外敷敷料 3～5 天。由于埋线的刺激时间较长，因此其适用于慢性疾病及顽固性疾病。

#### 3. 皮肤针叩刺法

皮肤针叩刺法是先按腕踝针的取穴原则，选好施术穴位，再行施术部位皮肤常规消毒，在治疗部位的皮肤上进行叩刺。叩刺范围大致为宽 1 cm、长 2～3 cm。一般每日叩刺 1 次，每次叩刺 10 分钟左右。

皮肤针叩刺时应注意，宜轻不宜重，一般以局部皮肤出现红晕为度。本法一般不单用，多配合其他方法使用。

### 九、注意事项

（1）选择准确的体表分区、进针点。

详细了解患者的病因、病程、既往史、个人史、家庭和家族史。检查中除身体检查外，根据不同情况还要做神经系统检查、精神检查。此外，还要做体征的分区定位检查，腕踝针的 12 对进针点及各点（穴）主治病症包括其对应区域内的脏腑、器官、组织等引起的各种病症，以及主要症状能反应在该区域内的各种病症。其选择体表分区的标准是症状所在的解剖部位，而不是辨"证"论治。特别要注意有无压痛点，以便确定针刺点。

压痛点是指压身体局部出现的痛点，是患病时常见的局部且重要的体征。以疼痛为主表现的疾病固然有压痛点，无痛的疾病如眩晕、惊梦也常会有压痛点。压痛点的存在是选取针刺点的重要依据，是针刺入皮下是否正确的依据，也是判断疗效的重要依据。对以疼痛为主要表现的疾病，除选压痛点所在区外，还应选择引起疼痛的原因所在区；对广泛性疼痛，除找散痛点所在区外，还应在其两边再分别确定两个进针区；对非疼痛为主的病症，主要以引起这种病症原因的解剖部位来选区。例如，遗尿的病位主要在膀胱，故选择进针区以膀胱所在区为主。

有多种症状同时存在时，要分析症状的主次，如症状中有痛的感觉，首先按痛所在区选点。此外，腕踝针进针点位置的移动需沿纵线，即"离点不离线"。

（2）适当调针。每调一次针，都要让患者感到病情的变化，其好转或消失是调针成功的标志，且调针需建立在选准体表分区的基础上。

(3) 针刺深度要适宜。针身应横卧于真皮下，不能太深，若太深就可能出现针感；亦不可太浅，否则患者会感到皮肤刺痛。合适的针刺深度应当是当针身进入皮肤时，一般不痛、不胀、不麻；若出现麻、胀，说明进针过深，需调至不痛、不胀为宜。

(4) 注意避免不良反应。

A. 皮下出血：腕、踝部皮下静脉网多，皮下脂肪层薄者，较粗的静脉血管尚能看清，针刺时应尽量避开。脂肪层较厚者，刺破血管出现皮下出血在所难免，但可设法避免：①进针前仔细辨别皮下有无较粗血管；②缓慢入针，若针触及血管壁引起疼痛，应立即退针或更换针刺点；③针入皮下，若发现针尖部缓慢隆起，表示已有出血，应立即出针并压迫止血。

B. 晕针：晕针易发生于青年女性，主要与椎基底动脉出现痉挛引起一时性脑干缺血有关。患者先感到头晕、恶心、视力模糊或眼前发黑、面色苍白、出冷汗；继而呼吸表浅、口唇发绀、站立不稳而倒地，处于休克状态。处理方法是立即出针，让患者平卧，解开衣领，注意血压变化，可针刺双侧上1穴以解除症状。

## 十、异常情况的处理与预防

腕踝针是针刺方法中最安全的方法之一，但临床治疗时也会因各种因素而出现一些异常现象，如晕针、弯针、滞针、断针、血肿（出血）、疼痛、针时出现不适感等。

### （一）晕针

晕针指患者接受治疗时突然出现心慌、气短、胸闷、恶心、头晕、目眩、出冷汗、面色苍白、乏力、精神不振、脉沉细等症状，严重者会出现四肢厥冷、神志昏迷、二便失禁等症状。

出现晕针的原因：精神过度紧张、体质虚弱、过饥或过饱、过度劳累、体位不适等。一旦发生晕针，应立即停止针刺，并将已刺入的针全部拔出，保持头低位，平卧，松解衣带，保暖。轻者静卧片刻即可缓解；必要时，可适量饮一些温开水。重症患者可选取水沟、内关、合谷、太冲等穴指压或针刺之，亦可灸百会、气海、关元等穴，或配合必要的西医治疗。

### （二）弯针

弯针指针身进入机体后出现弯曲现象。腕踝针出现弯针的概率比传统体针要小得多。

弯针的原因：进针技术生硬，针刺深度过深，患者过度运动。出现弯针时应终止针刺治疗，必要时可更换针具后重新针刺。

### （三）滞针

滞针是指针身进入患者皮肤后出现向前推入或向后拉出均困难的现象。患者会感觉局部不适，严重者可有疼痛。

滞针的原因：刺入角度不合适，恰好刺中毛囊引发疼痛等。出现滞针，一般只需要做好患者的解释工作，缓解局部痉挛即可。

### （四）断针

断针是指针刺过程中针身折断在体内的现象。腕踝针的断针多发生在针根部，即针身与针柄连接处。

断针的原因：针根生锈或有折痕，但治疗前未仔细检查。如果断针发生在针根，可用手术镊钳住针身尾部拔出即可；若其他部位断裂，必要时可考虑切皮取针。

### （五）血肿

血肿是指治疗时在针刺部位出现血性肿胀，或出针时所出现的出血现象。

出现血肿的原因：刺伤了表浅小动脉或小静脉血管。对于小的血肿可不做处理；大的血肿，可在局部用干棉球按压片刻，待血肿不再增大时再用蘸有凉水的棉球外敷并按压。

### （六）疼痛

在进行腕踝针治疗时，一般不会出现疼痛，若在针刺部位出现疼痛现象即为异常。

出现疼痛的原因：滞针，刺中血管，针刺的深浅不合适。针对不同原因引起的疼痛可用不同方法处理。若进针角度不对，或刺中毛囊，应出针后重刺；若刺入深度不合适，可将针身退出至皮下再刺。

### （七）针时不适感

针时不适感是指在治疗过程中，针刺部位出现酸、麻、胀、重、疼痛等感觉。

出现针时不适感多为针刺过深所致。如果针刺过深，进行调针即可消除不适。注意：针刺部位出现的酸、麻、胀、重等感觉，与针刺部位以外的部位出现的不同。在针刺部位以外出现上述感觉，可能是一种经络感传现象，只有在针刺部位出现的上述感觉才视为异常。

## 第四节　放血

### 一、概述

放血是中医学独特的治疗方法之一，是在中医基础理论指导下，运用三棱针、采血针、梅花针等针具，根据疾病的特点，在体表血络充足处或穴位上点刺出血，以疏通经脉、调气理血、促邪外出。古今对其有"启脉""刺络""刺血""放血"等不同称呼。

临床证明，本法有镇定、退热、化瘀止痛、解毒、泻火、止痒、缓解麻木、镇吐、止泻、急救之功能。在其他治疗方法效果不佳时运用本法可收到一定疗效，尤其对于某些急病重症，本法有抢救及时、收效迅速、副作用小的特点。

## 二、沿革

早在石器时代，人们便在劳动实践中发现用砭石在患部砭刺放血可以治疗某些疾病。随着科学的发展，产生了金属针，后又根据医疗实践的需要出现了专门用来做放血治疗的"锋针"。

关于放血最早的文字记载见于《黄帝内经》，如"刺络者，刺小络之血脉也""菀陈则除之，出恶血也"。其明确地提出刺络放血可以治疗癫狂、头痛、暴喑、热喘、衄血等。相传扁鹊在百会穴放血治愈虢太子"尸厥"，华佗用针刺放血治疗曹操的"头风症"。唐宋时期，放血已成为中医大法之一。《新唐书》记载，唐代御医用头顶放血法治愈了唐高宗的"头眩不能视症"。宋代已将该法编入针灸歌诀《玉龙赋》。金元时期，张子和的《儒门事亲》中的针灸医案，几乎全是针刺放血取效，并认为针刺放血，攻邪最捷。至明清，放血治病已甚为流行，针具发展也很快，三棱针已分为粗、细两种，更适合临床应用。杨继洲的《针灸大成》较详细地记载了针刺放血的病案；叶天士用放血治愈喉科疾病；赵学敏和吴尚先收集了许多放血案例，将其编入《串雅外编》《理瀹骈文》中。近代，尤其在民间，放血仍被广泛应用。

## 三、工具

俗话说"工欲善其事，必先利其器"。放血的工具的好坏直接关系到施术者技术的发挥和治疗效果。如《黄帝内经·灵枢》"官针"篇所说："九针之宜，各有所为，长、短、大、小，各有所施也。"

应根据病情需要和操作部位的不同，选择相应型号的针具。注意针身应光滑、无锈蚀，针尖应锐利、无倒钩。

### （一）三棱针

三棱针古称"锋针"。现由不锈钢制成，分为粗、细两种，针尖部三面有棱，十分锋利。粗针长 7～10 cm，针柄直径 2 mm，适用于四肢、躯干部位放血；细针长 5～7 cm，针柄直径 1 mm，适用于头面部及手足部放血。（图 5-1）

### （二）锋勾针

锋勾针由不锈钢制成，针长 12 cm，中间粗而长，两端细而短，针头勾回，呈 110°，针尖锋利呈三棱形，三个棱皆成锋刃。针之两端勾尖、粗细各异，随病选用。（图 5-2）

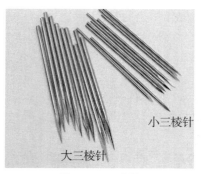

图 5-1 三棱针

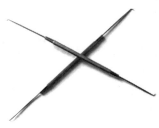

图 5-2 锋勾针

## （三）毫针

毫针即古代"九针"中的毫针，现用 18 号不锈钢制成，长短不一，为体针所用。用于刺血疗法的毫针，一般长 1 寸左右即可，适用于小儿及虚弱患者。（图 5-3）

## （四）镵针

镵针是古代"九针"的一种。针的头部膨大而末端锐利，用于浅刺，治疗热病、皮肤病。（图 5-4）

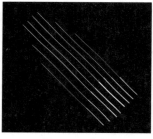

图 5-3 毫针

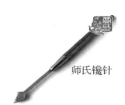

图 5-4 镵针

## （五）小针刀

小针刀也叫"小眉刀"，由古代"九针"中的铍针发展而来，现用不锈钢制成医用小刀。刀柄为扁平葫芦状，刀口倾斜如眉。专用于割治、挑刺、泻血。（图 5-5）

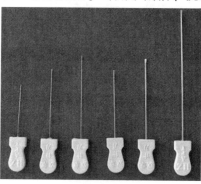

图 5-5 小针刀

若无上述工具，也可暂用注射针头、缝衣针、刮脸刀片等代替。

## 四、体位

治疗体位选择以施术者能够正确取穴、操作方便、患者感觉舒适为原则。常用体位有卧位、坐位和立位三种。卧位又分为仰卧位、侧卧位、俯卧位，坐位又分为仰靠坐位、侧伏坐位、俯伏坐位等。其适宜操作部位如下：

(1) 仰卧位适用于头、面、颈、胸、腹部和部分四肢的穴位。
(2) 侧卧位适用于侧头、侧胸、侧腹、臂和下肢外侧等部位的穴位。
(3) 俯卧位适用于头、项、肩、背、腰、骶和下肢后面、外侧等部位的穴位。
(4) 仰靠坐位适用于前头、面、颈、胸上部和上肢的部分穴位。
(5) 侧伏坐位适用于侧头、侧颈部的穴位。
(6) 俯伏坐位适用于头顶、后头、项、肩、背部的穴位。
(7) 立位适用于委中等特殊部位的放血，但站立时应双手扶住墙壁，以有所依托。

## 五、放血部位

放血部位的选择原则是"主治所用"。选择某腧穴或某部位，则该腧穴或该部位所主或所在的病症得以缓解，抑或该腧穴所属经络循行的组织、器官、脏腑的病变得以缓解。

### （一）耳穴

耳穴中常用的有耳尖、肝、上屏尖、肾上腺、肺、扁桃体、轮1、轮2、轮3、轮4、耳背沟（降压沟）、耳背静脉、相应敏感点等，其他耳穴也可使用。

常用耳穴的定位见第四章"第二节 耳穴压豆"图4-2。

### （二）阿是穴、反应点

阿是穴是"以痛为穴"；反应点的范围较广，除了包括传统的腧穴外，还包括压痛点、热敏点、光敏点、磁敏点、电敏点、皮肤异常改变点等一些部位在感觉、色泽与正常体表部位不同的点。

### （三）浅表静脉（脉络）

浅表静脉主要是指一些体表明显可见的相对细小静脉，如肘窝、腋窝、腹股沟、腘窝、手腕、足背、会阴等处，多选取暴露怒张之静脉血管放血。

### （四）经外奇穴及经穴

取与经脉相表里的经脉穴位放血，或是病在何经就取何经穴位放血。

## 六、选穴与配穴

### （一）选穴特点

放血作为针灸特色疗法的一种，除了必须遵循传统针灸疗法的三大取穴原则（近部取穴、远部取穴和辨证对症取穴）选取常用的十四经穴、经外奇穴、阿是穴外，还可根据放血的特殊要求选取相应络脉。

**1. 循经刺络放血**

循经刺络放血是经络学说在放血中的具体应用。例如，急性扁桃体炎、咽炎刺少商、鱼际、商阳；选取四肢肘、膝关节以下穴位处的血络，可治疗头面五官、脏腑之疾病等。

**2. 局部刺络放血**

局部刺络放血根据传统穴位的近治作用、身体某部位发生的病变，可以选取病变所在部位或邻近部位的有关穴位来治疗。如《疮疡全书》治丹毒，"三棱针刺毒上二三十针"，即为直接于病灶处放血。局部刺络放血在临床常用于丹毒、蛇串疮、软组织损伤、牛皮癣、急性乳腺炎等疾病。

**3. 辨证刺络放血**

辨证刺络放血主要是根据疾病的性质，按脏腑经络辨证选用穴位来治疗。如肺实热证取尺泽、少商放血，目赤肿痛取太冲放血等。

**4. 对症刺络放血**

对症刺络放血是针对某些疾病的症状来选取一定的穴位。例如，腰痛取委中，头痛取太阳，痛经取三阴交，高热取大椎、耳尖，脱肛取长强、承山等。

### （二）配穴原则

**1. 按经配穴**

按经配穴是以经络循行的理论为指导而进行的一种配穴方法，分本经配穴、表里经配穴和同名经配穴等。

（1）本经配穴：即病在何经，就取何经穴位放血，一般是在病变的经脉局部和邻近部位及远离病变局部的本经穴位进行放血治疗，即"三部配穴法"。

（2）表里经配穴：即某一脏腑、经脉有病，除选取本经脉的腧穴外，同时配以表里经有关腧穴进行放血治疗。

（3）同名经配穴：是在同名经同气相求理论的指导下，以手足同名经腧穴相配。例如，治疗牙痛、面瘫、阳明头痛，以手足阳明经的曲池、内庭相配进行放血治疗。

**2. 按部配穴**

（1）前后配穴：又称"腹背阴阳配穴"，是以身体前后部位所在腧穴相互配伍进行放血治疗。例如，膻中、天宗放血可治疗急性乳腺炎，起到从阴引阳、从阳引阴的作用，以达到协调阴阳的目的。

（2）左右配穴：为"缪刺"之法，是针对络脉病变而采用病在左则刺其右、病在右则刺其左的交叉取穴进行放血治疗。

（3）上下配穴：上指腰部以上，下指腰部以下。临床上将《黄帝内经·灵枢》"终始"篇所说"病在上者下取之，病在下者高取之，病在头者取之足，病在足者取之腘"综合运用，即为上下配穴。例如，风火牙痛，上取合谷，下配内庭。

3. **按功能配穴**

选择某些有特殊功效的配穴组方进行放血治疗，对某些病症有特殊疗效。例如，大椎、合谷、曲池放血可退热，委中、阿是放血可治疗急性腰扭伤，皆为历代医家根据临床经验总结的有效功能配穴。

## 七、操作手法

### （一）刺络法

（1）点刺法：先在针刺部位上下推按，使瘀血积聚。右手拇指、示指持针柄，中指紧靠针身下端，留出1~2分针尖，对准已消毒的穴位迅速刺入1~2分，立即出针，轻轻挤压针孔周围，使出血数滴（对重症患者有时可出血十数滴，血由黑紫变红为止），然后用消毒棉球按压针孔（针刺曲泽、委中穴，在孔穴周围上下推按后，可先在孔穴近心端扎紧止血带或布带，使静脉暴露得更明显，更容易出血；刺出血后，再松开止血带）。点刺有速刺（对准放血处，迅速刺入1.5~3 mm，迅速退出，挤出少量血液或黏液）、缓刺（缓慢地刺入静脉1~2 mm，缓慢地退出，放出少量血液，适用于腘窝、肘窝、头面部放血）之分。

（2）散刺法：又称围刺法，指在病灶周围点刺出血。常用于丹毒、痈疮的治疗。

（3）挑刺法：适用于胸、背、耳背部的放血，以左手按压施术部位的两侧使皮肤固定，右手持针，针刺入皮肤或静脉后随即倾斜针身，将腧穴或反应点的表皮挑破，放出血液或黏液；有时需要挑破部分纤维组织，然后局部消毒，覆盖敷料。常用于目赤肿痛、痔疮等的治疗。

### （二）划割法

划割法多采用镵针、小针刀等刀具。持刀法以操作方便为宜，使刀身与划割部位大致垂直，然后进行划割。此法适用于口腔内膜、耳背静脉等处的放血。

## 八、放血力度、出血量与放血时间

放血治疗时，应根据患者的病情、体质、病变部位来决定放血的力度、出血量和时间。通过放出适量的血液，达到"通其经脉，调其血气"的目的，以治疗疾病。

### （一）放血力度

《黄帝内经·素问》"血气形志"篇指出："凡治病必先去其血。"但放血的力度即针刺深浅应根据患者的体质、疾病的病位而定。

1. 分辨体质

《黄帝内经·灵枢》"终始"篇指出:"凡刺之法,必察其形气。"故在放血时,应遵循这一原则,必须要考虑患者的体质、气质及神气盛衰,对症下针,才可手到病除。

(1) 体质肥胖者:肥胖者,由于肌肉肥厚,血管较深,针刺时可以力度大些,刺入深些。一般宜采用缓刺法和围刺法。

(2) 体质瘦小者:瘦小者,由于肌肉较薄,血管较浅,宜浅刺。临床上一般多采用点刺法和密刺法。

(3) 女性、老人和儿童:一般宜浅刺,以点刺法最为多用。

2. 分辨病位

《黄帝内经·素问》"刺要论"篇说:"病有浮沉,刺有浅深,各至其理,无过其道;过之则内伤,不及则生外痈……浅深不得,反为大贼。"此说明放血亦须考虑病位。

(1) 病位在表:手法宜轻,针刺宜浅。《黄帝内经·素问》"离合真邪论"篇指出:"此邪新客,溶溶未有定处也,推之则前,引之则止……刺出其血,其病立已。"如皮肤病,病位一般在表皮,多用梅花针,采用密刺法,轻叩皮肤,表皮出血少许即可。

(2) 病位在里:手法宜重,针刺宜深。《黄帝内经·灵枢》"经脉"篇说:"故诸刺络脉者,必刺其结上,甚血者虽无结,急取之以泻其邪而出其血。"如被毒蛇、毒虫咬伤,可立即用三棱针或小刀划破伤口,挤压出血,再叩拔火罐,吸出毒血。

(二) 出血量

进行放血时,会有一定量的血液排出,可祛瘀生新、疏通经络,气血和顺则对人体有益。正如清代名医徐大椿所说:"古人刺法,取血甚多……头痛腰痛,尤必大泻其血……今人偶尔见血,病者施术者已惶恐失据,病何由除?"但是,放血治疗时出血量应根据病情、患者体质、放血部位而定。

1. 根据病情

对于病情较轻、病程较短、病邪较浅者,出血量宜少,正如《黄帝内经·素问》"刺热"篇所说"出血如大豆,立已",一般放血以1~2滴或1~2 mL为宜。若病情重、病程长、病邪深者,出血量宜多一些,正如《黄帝内经·灵枢》"寿夭刚柔"篇所说"视其血络,尽出其血",一般放血30~100 mL效果较好。

2. 根据体质

张景岳曾指出:"适肥瘦出血者,谓瘦者浅之,少出血;肥者深之,多出血也。"一般来说,体质虚弱之人或女性、小儿等,出血量宜少一些,数毫升即可;体质强壮之人,出血量可稍多些。

3. 根据部位

《黄帝内经·灵枢》"九针十二原"篇指出:"审视血脉者,刺之无殆。"一般来讲,十二井穴、十宣等出血宜少,3~6滴即可;若在委中、尺泽等静脉处放血,出血量宜多些,一般至血色由暗变红,即"刺之血射以黑,见赤血而已"。

(三) 放血时间

放血的时间安排多根据患者的病情和出血量确定。

1. 根据病情

一般急性病可每日治疗 1 次，个别根据需要可连续治疗 2~3 次，病情转轻后，可间隔 1~3 日治疗 1 次；慢性病可每周治疗 1~2 次，5 次左右为一疗程。

2. 根据出血量

出血量少者可每日或隔日治疗 1 次，5 次为一疗程；出血量多者，每周治疗 1~2 次即可，5 次为一疗程。

## 九、适应证

(1) 内科疾病：感冒、咳嗽、哮喘、肺炎、眩晕、头痛、惊悸、慢性胃炎、胃下垂、泄泻、呕吐、腹痛、便秘、面痛、胁痛、失眠、呃逆、肥胖等。

(2) 骨伤科疾病：颈椎病、落枕、肩周炎、腰痛、坐骨神经痛、类风湿关节炎等。

(3) 妇科疾病：月经不调、痛经、崩漏、盆腔炎、产后缺乳等。

(4) 儿科疾病：小儿腹泻、小儿遗尿、小儿疳积、小儿发热等。

(5) 皮肤科、外科及五官科疾病：湿疹、荨麻疹、痤疮、痔疮、麦粒肿（睑腺炎）、耳鸣、耳聋、鼻出血、慢性鼻炎、过敏性鼻炎、慢性咽炎、扁桃体炎等。

## 十、禁忌证

(1) 久病体虚、贫血及低血压者慎刺。

(2) 过饥、过饱、大醉、大汗、大怒、过度疲劳者禁刺。

(3) 孕妇、习惯性流产者禁刺，女性经期慎刺。

(4) 大动脉禁刺。

(5) 重要脏器附近慎刺或禁刺。

(6) 严重心、肝、肾功能衰竭者禁刺。

(7) 凝血功能障碍者、有自发出血倾向者及损伤后出血不止者禁刺。

(8) 血管瘤患者禁刺。

## 十一、操作流程

### (一) 操作前准备

(1) 护士准备：①双人核对医嘱、治疗单。②仪表端庄，着装整洁；洗手，戴口罩。

(2) 患者准备：协助排空二便，取适宜体位，注意保护患者隐私。

(3) 物品准备：治疗盘、三棱针、头皮针或一次性注射针头（5—8 号）、皮肤消毒液、无菌棉签、一次性乳胶手套、锐器盒、必要时备毛巾、屏风等。

(4) 环境准备：环境安静整洁，温度适宜，光线充足。

### （二）评估

评估患者的主要症状、临床表现、既往史、过敏史、是否妊娠、施术处局部皮肤情况、年龄、体质、疼痛耐受度、当前精神状态及配合程度，以及凝血功能。

### （三）告知

告知患者施术的目的与方法，可能出现的不适、意外情况及注意事项，操作前排空二便，在施术过程中不要更变体位。

### （四）施术

（1）协助患者取舒适体位，暴露局部皮肤，注意保暖。
（2）遵医嘱选择刺血部位。一般选择穴位或穴位附近瘀阻明显的血络。
（3）常规消毒皮肤。
（4）右手持三棱针、皮肤针或一次性注射针头，以拇指、示指捏住针柄，中指端靠近针身下端，在已消毒的穴位、病变部位、瘀络上迅速刺入，立即出针，使其流出适量血液。
（5）出针后出血，一般任其自然停止即可。若出血量过多，当达到放血量要求后应立即止血，用消毒棉球按压5～10分钟；若出血量不足，或放不出血，则在出针后挤压针孔使之出血，或按摩近心端血络，加速出血，或者加以拔罐拔吸血液。待血停止流出或起罐后，用消毒棉签或棉球按压。
（6）告知患者注意事项，并观察患者刺血局部皮肤情况，询问有无不适感。
（7）操作结束后协助患者取舒适体位，整理用物、床单位。

### （五）注意事项

应用放血疗法应充分考虑患者的体质、气血盛衰，以及疾病的虚实、轻重缓急等情况。

（1）放血前必须向患者解释清楚，取得患者合作，消除患者不必要的顾虑。
（2）针具和施术部位必须严格消毒，防止感染。
（3）穴位选取应准确无误。
（4）根据病情和施术部位需求，选择合适的针具，婴幼儿宜用细针。
（5）针具应完好，针尖应尖韧、锋利。
（6）施术时动作应敏捷，手法宜轻、快、浅、准。
（7）掌握放血量，放血一般不宜过多。
（8）熟悉解剖知识，避开大血管。
（9）本疗法仅为对症急救应用，待病情缓解后，应全面检查再进行治疗，切不可滥用。

## 十二、异常情况的处理与预防

放血过程中应严格消毒，规范操作，要熟悉人体解剖结构，注意不要刺伤深部动脉，同时要密切观察患者的反应，防止发生晕针、血肿、动脉出血和皮肤感染等意外情况。若在操作过程中出现不良反应，应沉着、冷静，及时进行处理。

### （一）晕针

（1）原因：患者精神过度紧张、疲劳、空腹饥饿。

（2）现象：晕针是一种突发的、短暂而完全性的意识丧失。发作时患者面色苍白、出冷汗、血压下降、脉细，严重者瞳孔散大、对光反应迟钝、呼吸减弱、睑反射降低、大小便失禁。一般经过适当处理，患者意识可自行恢复，多不留后遗症，但是发作时意识丧失可使患者自身受损或伤及他人。

（3）护理：进行放血前应向患者做好解释工作，消除其顾虑；出现晕针时应立即停针，嘱患者平卧休息，适当饮温开水；严重者，可用艾条艾灸百会穴或用毫针针刺水沟、合谷、足三里等穴位。

### （二）血肿

（1）原因：针尖弯曲带钩，使皮肉受损，或刺伤血管所致；针口闭塞，血液流出不畅，部分瘀血积聚或拔罐时间过长。

（2）现象：出针后，针刺部位肿胀疼痛，严重者则皮肤呈现青紫色。

（3）护理：若微量的皮下出血而见局部小块青紫时，一般不必处理，可自行消退。若局部肿胀疼痛较剧烈，青紫面积较大且影响活动时，可先冷敷止血，再热敷或在局部轻轻揉按，以促使局部瘀血消散吸收。

### （三）动脉出血

（1）原因：施术者技术不熟练，误伤动脉。

（2）现象：血射如线，流血不止。

（3）护理：切勿紧张，立即用消毒纱布做局部加压止血。

### （四）感染

（1）原因：操作时消毒不严格。

（2）现象：针刺治疗几天后，局部出现红、肿、热、痛等情况。轻者一般全身症状较轻或不出现全身症状，重者可出现发热、怕冷、头痛、疲乏等症状。

（3）护理：严禁在感染部位和该血管附近再进行放血治疗，局部可贴敷抗感染膏药，严重者可口服抗菌药物。

## 第五节 穴位推拿

### 一、概述

穴位推拿又称穴位按摩，是通过特定手法作用于人体体表的特定部位或穴位，起到疏通经络、滑利关节、强筋壮骨、散寒止痛、健脾和胃、消积导滞、扶正祛邪等作用，从而达到预防保健、促进康复目的的一种防治疾病的方法。

## 二、沿革

三国时期开始形成推拿与导引、外用药物配合应用的方法，出现了膏摩、火灸。魏、晋、隋、唐时期，设有推拿科，建立了推拿医政《隋书·五官志》。宋、金、元时期，推拿疗法得到了进一步的发展，不仅治疗范围扩大了，而且还被用于妇科催产。中华人民共和国成立后，各地办起了推拿学校、专科医院。同时，还开展了推拿作用和治病机理的初步研究，以及推拿历史文献的整理工作，《按摩疗法》《中医推拿讲义》《中医按摩学简编》《中医按摩脏腑图点穴法》等专著相继出版。目前，推拿已经规范化，在全世界得到迅速的推广和发展。

## 三、工具

治疗巾、大毛巾，必要时备屏风、介质（如葱姜水、麻油、冬青膏、红花油等）。

## 四、操作手法

### （一）推法

用指、掌或肘部着力于一定部位上，进行单方向的直线摩擦。用指称为指推法，用掌称为掌推法，用肘称为肘推法。操作时指、掌、肘要紧贴体表，用力要稳，速度缓慢而均匀，以能使肌肤深层透热而不擦伤皮肤为度。此法可在人体各部位使用，能提高肌肉的兴奋性，促进血液循环，并有舒筋活络作用。（图5-6）

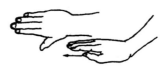

图5-6 推法

### （二）一指禅推法

用拇指指腹或指端着力于推拿部位，腕部放松，沉肩、垂肘、悬腕，以肘部为支点，前臂做主动摆动，带动腕部摆动和拇指关节做屈伸活动。每分钟120~160次，压力、频率、摆动幅度要均匀，动作要灵活，操作时要求达到患者有透热感。此法常用于头面、胸腹及四肢等处，具有舒筋活络、调和营卫、健脾和胃、祛瘀消积的作用。

### （三）揉法

用手掌大鱼际、掌根或拇指指腹着力，腕关节或掌指做轻柔缓和的摆动。操作时压力要轻柔，动作要协调而有节律，每分钟120~160次。此法适用于全身各部位，具有宽胸理气、消积导滞、活血化瘀、消肿止痛等作用。（图5-7）

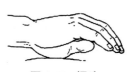

图5-7 揉法

### (四) 摩法

用手掌掌面或手指指腹附着于一定部位或穴位，以腕关节连同前臂做节律性的环旋运动。操作时肘关节自然弯曲，腕部放松，指掌自然伸直，动作要缓和而协调，每分钟120次左右。此法刺激轻柔，常用于胸腹、胁肋部位，具有理气和中、消食导滞、调节肠胃蠕动等作用。

### (五) 擦法（平推法）

用手掌大鱼际、掌根或小鱼际附着在一定部位，进行直线来回摩擦。操作时手指自然伸开，整个指掌要贴在患者体表治疗部位，以肩关节为支点，上臂主动带动手掌做前后或上下往返移动。操作时动作要均匀连续，推动幅度要大，呼吸自然，不可屏气，每分钟100~120次。此法用于胸腹、肩背、腰臀及四肢，具有温经通络、行气活血、消肿止痛、健脾和胃等作用。

### (六) 搓法

用双手掌面夹住一定部位，相对用力做快速搓揉，同时做上下往返移动。操作时双手用力要对称，搓动要快，移动要慢。手法由轻到重，再由重到轻，由慢到快，再由快到慢。此法适用于腰背、胁肋及四肢部位，一般作为推拿结束时的手法，具有调和气血、舒筋通络等作用。(图5-8)

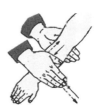

图5-8　搓法

### (七) 抹法

用单手或双手拇指指腹紧贴皮肤，做上下或左右往返移动。操作时用力要轻而不浮，重而不滞。此法适用于头面及颈项部，具有开窍镇静、醒脑明目等作用。(图5-9)

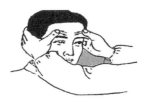

图5-9　抹法

### (八) 振法

用手指端或手掌着力于体表，前臂和手部肌肉静止性强力地用力，产生振颤动作。操作时用力要集中在指端或手掌上，振动的频率较高，着力较重。此法多用于单手操作，也可双手同时进行，适用于全身各部位和穴位，具有祛瘀消积、和气理气等作用。

### (九) 滚法

用小鱼际侧掌背部以一定压力附着在患者体表的一定部位上，通过腕关节的屈曲连续往返摆动（连同前臂的旋转），每分钟140次左右。此法适用于颈、腰、背、臂、四肢部，具有疏通经络、行气活血等作用。(图5-10)

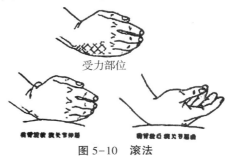

图5-10　滚法

## （十）按法

用拇指端、指腹、单掌或双掌（双掌重叠）按压体表，并稍留片刻。操作时着力部位要紧贴体表，不可移动，用力要由轻到重，不可用暴力猛然按压。指按法适用于全身各部穴位，掌按法适用于腰背及腹部，均有放松肌肉、活血止痛等作用。（图5-11）

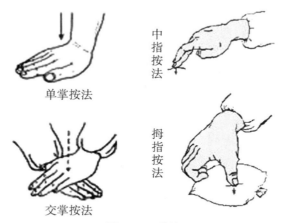

图5-11 按法

## （十一）捏法

用拇指与示指、中指两指或拇指与其余四指将患处皮肤、肌肉、肌腱捏起，相对用力挤压。操作时要连续向前提捏推行，均匀而有节律。此法适用于头部、颈项部、肩背及四肢，具有舒筋活络、行气活血等作用。（图5-12）

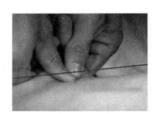

图5-12 捏法

## （十二）拿法

捏而提起谓之拿，即用拇指与示指、中指两指或拇指与其余四指相对用力，在一定部位或穴位上进行节律性地提捏。操作时用力要由轻到重，不可突然用力，动作要缓和而有连贯性。此法临床常配合其他手法应用于颈项、肩部及四肢等部位，具有祛风散寒、舒筋通络等作用。（图5-13）

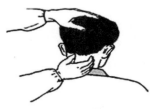

图5-13 拿法

## （十三）弹法

用一手指指腹紧压住另一手指指甲，受压手指端用力弹出，连续弹击治疗部位。操作时弹击力要均匀，每分钟120～160次。此法可用于全身各部，尤以头面、颈项部最为常用，具有舒筋活络、祛风散寒等作用。

## （十四）掐法

用拇指指甲重刺穴位。掐法是强刺激手法之一，操作时要逐渐用力，达深透为止，不要掐破皮肤。掐后轻揉皮肤，以缓解不适。此法多用于急救和止痛，常掐合谷、水沟、足三里等穴，具有疏通血脉、宣通经络等作用。

## 五、适应证

（1）骨科疾病：如落枕、颈椎病、肩周炎、网球肘、软组织损伤、关节脱位等。
（2）内科疾病：如高血压、冠心病、中风后遗症、面瘫、遗尿症等。
（3）外科疾病：如肠粘连、慢性阑尾炎、前列腺炎及前列腺增生、乳腺炎及乳腺增生等。
（4）妇科疾病：如月经不调、痛经、闭经、盆腔炎等。
（5）儿科疾病：如小儿感冒、呕吐、腹泻、脱肛、夜啼、佝偻病等。
（6）五官科疾病：如鼻炎、咽炎、近视、斜视、耳鸣、耳聋、牙痛、梅尼埃病等。

## 六、禁忌证

（1）各种出血性疾病、血小板减少症。
（2）妇女月经期、孕妇腰腹骶部禁止按摩。
（3）皮肤破损及瘢痕等部位、表皮有疖肿破损及不明原因包块等。
（4）急性扭伤、创伤骨折部位等。
（5）接触性皮肤病、性疾病传染者。
（6）流感、乙脑、脑膜炎、白喉、痢疾及其他急性传染病。
（7）急性炎症如急性化脓性扁桃体炎、肺炎、急性阑尾炎、蜂窝组织炎等。
（8）某些慢性炎症如四肢关节结核、脊椎结核、骨髓炎。
（9）严重心脏病、肝脏病、肾脏病、肺病。
（10）恶性肿瘤、恶性贫血、久病体弱而极度消瘦虚弱。
（11）血小板减少性紫癜或过敏性紫癜。
（12）大面积的皮肤病或患溃疡性皮炎。

## 七、操作流程

1）向患者解释穴位推拿的作用、方法，以取得其合作。
2）进行腰腹部推拿时，嘱患者先排小便。
3）协助患者取合理体位，必要时帮助患者解开衣着，冬季注意保暖。
4）根据医嘱准确取穴，并选用适宜的手法和刺激强度进行推拿。
5）操作过程中随时观察患者的情况，如患者对取穴、手法的反应，若有不适，应及时调整或停止操作，以免发生意外。
6）操作后协助患者着衣，取舒适体位休息。

7）洗手，记录并签字。
8）注意事项：
（1）操作前应剪指甲、洗手，以防损伤患者皮肤。
（2）操作时用力要均匀、柔和、有力、持久，禁用暴力。
（3）施术者的态度要和蔼、庄重，精力要集中，不得在推拿时嬉笑。
（4）要有步骤地施行推拿手法，切忌动作慌乱。
（5）施术者的双手要保持一定的温度和清洁，手指甲不应过长。
（6）对于过饱或过饥者，不宜做推拿，在饭前半小时及饭后1小时内不宜做推拿。
（7）孕妇的肩井穴、合谷穴、三阴交穴、昆仑穴等及小腹部、腰骶部，不宜进行推拿。

## 八、常见病症穴位推拿的方法

### （一）头痛

（1）取穴：印堂、头维、太阳、鱼腰、百会等头部穴位，风池、风府、天柱及项部两侧膀胱经。
（2）手法：一指禅推法、揉法、按法、拿法。
（3）操作：
A. 患者坐位。用一指禅推法从印堂开始，向上沿前额发际至头维、太阳，往返3～4遍，配合按印堂、鱼腰、太阳、百会等穴。再用五指拿法从头顶拿至风池。最后改用三指拿法，沿膀胱经拿至大椎两侧，往返4～5遍。时间5分钟左右。
B. 患者坐位。用一指禅推法沿项部两侧膀胱经上下往返治疗3～4分钟后，按风池、风府、天柱等穴。再拿两侧风池，沿项部两侧膀胱经自上而下操作4～5遍。时间约5分钟。

### （二）牙痛

（1）取穴：合谷、颊车、内庭、下关。
（2）手法：一指禅推法、掐法、揉法。
（3）操作：患者坐位。用一指禅推法在颊车、下关穴位治疗3～4分钟，再用掐法、揉法在合谷、内庭穴位治疗3～4分钟。

### （三）胃痛

（1）取穴：中脘、气海、天枢、足三里、肝俞、脾俞、胃俞、三焦俞、肩井、手三里、内关、合谷及两胁部穴位。
（2）手法：摩法、按法、揉法、一指禅推法、拿法、搓法、抹法。
（3）操作：
A. 患者仰卧位。施术者坐于患者右侧，先用一指禅推法、摩法在胃脘部治疗，使热量渗透于胃腑，然后按、揉中脘、气海、天枢等穴，同时配合按、揉足三里。时间

10 分钟左右。

B. 患者仰卧位。用一指禅推法,从背部脊柱两旁沿膀胱经顺序而下至三焦俞,往返 4~5 遍,然后用按、揉法治疗肝俞、脾俞、胃俞、三焦俞。时间约 5 分钟。

C. 患者坐位。拿肩井循臂肘而下,在手三里、内关、合谷等穴做较强刺激。然后搓肩、臂,再搓、抹两胁,由上而下往返 4~5 遍。时间约 5 分钟。

### (四) 腹胀

(1) 取穴:中脘、天枢、脾俞、胃俞、大肠俞等。
(2) 手法:摩法、推法、按法、揉法。
(3) 操作:

A. 患者仰卧位。用摩法在腹部沿升结肠、横结肠、降结肠顺序推摩 3 分钟,并在腹部做环形摩法 3 分钟。按中脘、天枢及双侧足三里,约 3 分钟。

B. 患者俯卧位。按两侧脾俞、胃俞、大肠俞,用掌推法沿腰椎两侧轻轻操作 2 分钟。

### (五) 便秘

(1) 取穴:中脘、天枢、大横、关元、肝俞、脾俞、胃俞、肾俞、大肠俞、长强。
(2) 手法:一指禅推法、摩法、按法、揉法。
(3) 操作:

A. 患者仰卧位。用一指禅推法在中脘、天枢、大横穴位处治疗,每穴约 1 分钟,然后以顺时针方向摩腹约 10 分钟。

B. 患者俯卧位。用一指禅推法沿脊柱两侧从肝俞、脾俞到八髎(双侧上、次、中、下髎)往返治疗。再用按、揉、摩法在肾俞、大肠俞、八髎、长强等穴治疗,往返 2~3 遍。时间约 5 分钟。

### (六) 失眠

(1) 取穴:睛明、印堂、攒竹、鱼腰、太阳、迎香、风池、百会、神门、足三里。
(2) 手法:按法、推法、摩法、揉法、一指禅推法。
(3) 操作:

A. 患者仰卧位。

施术者坐于患者头部前方,用按法或揉法在睛明穴治疗 5~6 遍,再以一指禅推法自印堂穴向两侧眉弓至太阳穴往返治疗 5~6 遍,重点按揉印堂、攒竹、鱼腰、太阳等穴。

推印堂沿鼻两侧向下经迎香沿颧骨至两耳前,往返 2~3 遍。

用指推法自印堂穴沿眉弓分别推至两侧太阳穴,再换用其余四指搓推脑后部,沿风池至颈部两侧,重复 2 遍,然后点按百会、双侧神门、足三里等穴。时间约 10 分钟。

B. 患者仰卧位。顺时针方向摩腹,同时按中脘、气海、关元。时间约 6 分钟。

## 第六节 穴位贴敷

### 一、概述

穴位贴敷是将具有刺激性的药物贴敷在穴位上，通过药物对穴位及患处皮肤的刺激和经皮吸收作用，借经络的传导，以疏通经脉、行气活血、调节脏腑、协调阴阳，达到外治内效的目的，从而防病、治病的一种外治疗法。由于该法是将具有刺激性的药物贴敷在穴位上，使局部皮肤充血发疱，甚至化脓，有如灸疮，故曰"灸"。该法利用药物本身对皮肤的刺激，就可以达到灸的效果，无须用艾绒或其他材料作热源，因此也叫"自灸"。因为本法可以引起皮肤局部起疱，如火燎，形成灸疮，故又叫作发疱灸。

### 二、沿革

穴位贴敷有着悠久的历史。秦汉时期是穴位贴敷体系形成的萌芽阶段，人们在长期的医疗实践中逐渐发现，不同的药物贴敷在皮肤上会产生不同的刺激效果，还发现一些穴位贴敷的药物和穴位贴敷的方法对某些疾病有特殊的治疗作用。晋、唐、宋时期，药物贴敷治疗有了进一步的发展和关键性的突破，发疱方法已为医家重视并应用。明清时期，发疱疗法的应用更为广泛，穴位贴敷的剂型、方法和应用范围都有所拓宽。李时珍的《本草纲目》记载："山人截疟，采叶贴寸口，夜作炮如火燎，故呼为天灸、自灸。""自灸"一词始见于此。

穴位贴敷疗法是针灸疗法的重要组成部分，是我国劳动人民几千年来在同疾病做斗争中总结出来的独特的行之有效的外治法，在我国民间广为流传和应用，在临床中具有重要的作用和地位。

### 三、常见剂型及药物配制方法

穴位贴敷疗法使用的剂型较多。在借鉴前人经验的基础上，结合辨证论治，根据药物的性能、常用穴位，穴位贴敷的剂型大体上有以下几种。

（1）生药剂：采集新鲜的具有发疱作用的生药，洗净捣烂，或切片状，直接贴敷在穴位或患处，外以纱布覆盖，再加胶布固定。

（2）散剂：又称粉剂，是将治疗需要的药物按要求进行炮制，然后混合加工，粉碎成细末，或将配方中的单味药材单独进行加工，研细过筛，以80~100目细筛筛过，根据处方混合拌匀而成。用时可直接将散剂外撒于患部，或者用水、白酒、醋、油等调拌均匀，根据患者症状及皮肤干湿等实际情况，分别将敷药料调拌成稀湿状、黏稠状，分装后备用。

（3）糊剂：含有25%以上固体药物的外用半固体制剂，称为糊剂，其制法与散剂、软膏基本相同，稠度大于软膏。可将鲜药直接捣烂成泥糊状，或将处方运用的药物经过加工粉碎研为细末，过筛混合后，加调和剂（如水、唾液、酒、鸡蛋清、醋、芝麻油及某些生鲜药物的汁等）调和而成。

（4）饼剂：制备方法与散剂基本相同。取加工后的细药粉与合适的辅料混合均匀后，制成饼状；或获取药物的浓煎液，加入适量面粉，制成小饼状，放笼上蒸熟；也可将新鲜药物捣烂，与适宜液体及面粉混合后捏饼贴敷。成形的饼可放在日光下晒干或文火烘干，以不散为度。在临床上还可根据患者病情需要，在饼中间与皮肤接触处做一凹陷，向内加入一些散剂或者药糊，以增强饼剂的药性。

（5）丸剂：将应用的发疱药物加工粉碎成细末，拌入适量黏类糊剂制成小型药丸，如绿豆大小状，其体积较小，使用方便，但使用上有局限性，有些也具有毒性。

（6）膏剂：是中医传统常用的一种剂型，临床上使用的主要有硬膏、软膏和浸膏三种类型。

（7）锭剂：即把药物研成极细粉末，加适当黏合剂，制成纺锤形、圆锥形、长方形等不同形状的固体制剂，外用时可用水、醋或麻油等磨或捣碎成粉，调匀，涂布穴位或患处。这种锭剂多用于慢性病，减少了配制的麻烦，便于随时使用。

## 四、赋形剂

赋形剂即基质，基质的选用适当与否，对药物的渗透、吸收有直接影响。常用的赋形剂有蜂蜜、鸡蛋清、凡士林、植物油、酒、醋、姜汁、水、药汁、盐水、唾液等。

## 五、常见分类

穴位贴敷可分为直接穴位贴敷、间接穴位贴敷和护肤发赤法三种。

（1）直接穴位贴敷：本法是选用具有较强刺激性的药物，如白芥子、大蒜、巴豆、白花丹等，捣烂或与基质调成膏、丹、糊、丸、饼、散、酊等不同剂型，直接着肤，贴敷于人体敏感性较强的穴位或患部的皮肤上，范围较小，一般直径2~3 cm，以胶布或消毒纱布覆盖。

（2）间接穴位贴敷：本法又称穴位隔物贴敷法，来源于古代，近代有所改进。为了减轻药物刺激，防止水疱发得过大，或推迟水疱产生时间，施术时采用古铜钱（带孔的）、带空洞的胶布或消毒纱布，安置于患部或穴位之上，然后把发疱药物贴敷在古铜钱孔、胶布洞或纱布层上面。这种方法能减轻药物的强烈刺激而起到缓冲的作用。

（3）护肤发赤法：又称隔油免疱法。其方法是施术前先在穴位或患处涂上一层薄薄的保护油剂，如凡士林、植物油料等；再取一些刺激性较弱的药物，如大蒜、旱莲草等捣烂、揉碎或研末，调以米醋、蜂蜜等赋形黏合剂；然后取小剂量药物贴敷在穴位或患处，贴敷时间宜短，待患者自觉皮肤微灼辣、局部微发赤时即揭去，勿令发疱。本法适用于老年人、婴幼儿及某些对发疱有恐惧心理的患者。

## 六、选穴与配穴

### (一) 选穴原则

(1) 近部取穴：就是在病变局部和距离经络较近的范围选取穴位的方法，是腧穴局部治疗作用的体现，即"腧穴所在，主治所在"，应用较广，如肩颈痛选百会，胃痛取中脘，面瘫取颊车、牵正穴等。

(2) 远部取穴：就是在病变部位所属和相关的经络上，距离经络较远的部位选取穴位的方法，是"经脉所过，主治所及"治疗规律的体现，如胃痛取足阳明胃经足三里、下牙痛选手阳明大肠经合谷等，都是远部取穴的具体运用。

(3) 辨证对症选穴：就是根据疾病的症候特点，分析病因、病机而辨证选取穴位的方法。临床上有些病症如发热、多汗、盗汗、昏迷等无明显局限的病变部位而呈现全身症状，此时多采用辨证选穴，如肾阴不足导致的虚热选肾俞、太溪等。另外，对于病变部位明显的疾病，根据其病因、病机而选取穴位也是治病求本原则的体现。例如，牙痛根据病因病机可分为风火牙痛、胃火牙痛和肾虚牙痛，风火牙痛可选风池、外关，胃火牙痛可选内庭、二间，肾虚牙痛可选太溪、行间。对症选穴是腧穴特殊治疗作用及临床经验在针灸处方中的具体运用，如哮喘选取定喘穴，腰痛选腰痛点，崩漏选断红穴等，这是大部分奇穴的主治特点。

### (二) 配穴方法

配穴方法就是在选穴原则的指导下，针对疾病的病位、病因、病机等选取主治作用相同或相近，或对于治疗疾病具有协同作用的腧穴进行配伍应用的方法。临床上穴位配伍的方法多种多样，但总体可归纳为两大类，即按经脉配穴法和按部位配穴法。

(1) 按经脉配穴法：即以经脉或经脉相互联系为基础而进行穴位配伍的方法，主要包括本经配穴法、表里经配穴法和同名经配穴法。

(2) 按部位配穴法：是结合身体上腧穴分布的部位进行穴位配伍的方法，主要包括上下配穴法、前后配穴法和左右配穴法。

## 七、适应证

(1) 呼吸系统疾病：如气管炎、支气管炎、支气管哮喘、肺结核等。
(2) 心脑血管系统疾病：如冠心病、心绞痛、高血压、中风等。
(3) 消化系统疾病：如消化不良、慢性胃肠炎、胆囊炎、胃溃疡等。
(4) 泌尿系统疾病：如肾炎、水肿、尿潴留、遗尿等。
(5) 传染病：如肝病、痢疾、疟疾等。
(6) 急危重症：如昏迷、休克、中风、高热等。
(7) 儿科病：如小儿疳积、腹泻、厌食、鹅口疮、盗汗等。
(8) 妇科病：如月经不调、痛经、带下、难产、胞衣不下、产后腹痛、恶露不绝等。

## 八、禁忌证

（1）应严防有毒性及强烈刺激性的发疱药物误入口腔、鼻腔和眼部，眼部、乳头、阴部、小儿肚脐、阴囊部、会阴部等禁用；面部、近心脏部和大血管附近的部位慎用，尤其是过敏体质者。

（2）体弱者、孕妇、严重心脏病患者、精神病患者以及对发疱疗法有恐惧心理者尽量不用，以免引起意外医疗事故。于体弱者一般不使用药力峻猛的发疱药物。有药物过敏史者禁用，若根据病情需要使用时宜密切观察患者用此法后的反应。

（3）疮疡已溃、已形成瘘管或感染的皮肤禁用。

## 九、操作流程

### （一）操作前准备

（1）护士准备：①双人核对医嘱。②仪表端庄，着装整洁；洗手，戴口罩。
（2）患者准备：协助排空二便，取适宜体位，注意保护患者隐私。
（3）物品准备：治疗盘、遵医嘱配制的药物、挖勺或压舌板、固定敷料（绷带、胶布等）、纱块，必要时备屏风。
（4）环境准备：环境安静、整洁，温度适宜，用火安全，光线充足。

### （二）评估

评估患者临床表现、既往史、药物及敷料过敏史、治疗部位皮肤情况，女性是否处于妊娠期或经期，以及舌苔、脉象、体质。

### （三）告知

告知患者施术操作方法，以及出现皮肤微红为正常现象，若出现皮肤瘙痒、丘疹、水疱等情况，勿擅自触碰或抓挠局部皮肤，并及时告知。贴敷时间一般为2～4小时。

### （四）施术

（1）用纱块清洁施术部位皮肤，做好定位。
（2）用挖勺或压舌板将药物均匀涂抹在敷料中，厚薄适中。
（3）将药物敷在穴位上，做好固定。询问患者有无不适。
（4）贴敷结束后整理床单位。

### （五）注意事项

（1）严格消毒，预防感染。敷药前一般用75%的酒精消毒穴位或患处皮肤，也可用温开水或其他消毒液洗净患处皮肤，然后再敷，以免发生感染。

（2）穴位贴敷要覆盖并固定于穴位，贴敷所用的药物都有较强的刺激、灼热和发疱作用，通常在敷药之后要认真覆盖并束紧固定。尤其是头面部的药物，外加固定特别重要，可防止药物掉入眼内，避免发生意外。

（3）药量宜小，贴敷时间应适当。穴位贴敷药物都有刺激性或毒性，故选取穴位不宜过多，每穴药物用量宜小，贴敷面积不宜过大，贴敷时间一般在2～4小时，以免发疱面积过大而引起不良反应。小儿皮肤嫩薄，故不宜用刺激性太强的药物，贴药时间一般为2小时以内。头面部、关节、心脏及大血管附近不宜用刺激性太强烈的药物进行发疱，以免发疱遗留瘢痕，影响容貌或活动功能。孕妇的腹部、腰骶部及某些敏感穴位，如合谷、三阴交等处不宜采用贴药发疱治疗；有些药物如麝香等孕妇禁用，以免引起流产。对于体弱消瘦者以及有严重心脏病、肝脏病等患者，使用药量不宜过多，贴敷时间不宜过久，以免患者发生呕吐、眩晕等。

（4）穴位贴敷时尽量减少出汗，以使药物与穴位充分接触，并保持医用胶布的粘贴。敷药部位在10小时以内不宜接触冷水或过热的水。治疗当天，患者要禁食寒凉、生冷和辛辣食品；若贴药后皮肤出现水疱，则牛肉、鹅肉、花生、虾、蟹及辛辣、煎炸食物都应禁食。

（5）敷药疗程宜短，提倡间歇性敷药，每个或每组穴位不宜连续贴敷过久，应交替使用，以免药物刺激太久造成皮肤溃疡，影响继续治疗。每个疗程间休息5～7天，以免皮肤损伤过度，引起继发性感染。

（6）处理好水疱。

### 十、异常情况的处理与预防

穴位贴敷疗法敷药后，局部皮肤多会出现水疱，这是无菌化脓的正常现象，也是本法治病的特点。水疱出现后应注意局部卫生，小的水疱一般无须特殊处理，或用干棉花沾上稀释消毒水，轻轻在皮肤表面擦拭，让其自然吸收即可；若水疱较大，可用消毒毫针或注射针头从水疱下端挑破水疱，排除疱液，尽量保持皮肤干燥且不擦破，避免感染，然后可用消炎膏涂敷或用艾条熏灸，使局部干燥后再涂甲紫，最后用无菌纱布覆盖并加压固定。

## 第七节　中药外敷

### 一、概述

中药外敷是将新鲜中草药切碎、捣烂，或将中药末加赋形剂调匀成糊状，敷于患处或穴位的一种治疗方法。本法具有舒筋活络、祛瘀生新、消肿止痛、清热解毒、拔毒之功能。

中药外敷是根据不同的病症选择相应的药物，制成膏、丹、丸、散、糊、锭等剂型，敷于相应的体表部位或穴位上，通过药物的经皮吸收或对体表部位及穴位的刺激，来调节人体气血津液、经络脏腑等的功能，从而达到防病治病的目的。

## 二、沿革

中药外敷历史悠久，是中医外治法的重要组成部分。古时人类在长期的生活实践中发现，用一些植物或加热的石块、沙土等敷于身体某些部位，可以减轻或消除机体的一些病痛，这可能就是中药外敷的起源。随着人类创造了文字，历代医著及相关书籍中逐渐有了关于中药外敷的记载。我国现存最早的医方书《五十二病方》中载有用地胆等外敷治病的方法；《黄帝内经·灵枢》"经脉"篇载有治筋急的马膏膏法；《周礼·天官》载有外敷药物治疗疮疡的方法；《肘后备急方》载有将生地黄或瓜蒌捣烂外敷治伤的方法。我国现存最早的外科专著《刘涓子鬼遗方》，全书收方151首，其中就有6首外敷药方。其后各代，敷药疗法均有发展。至清代《理瀹骈文》的问世，标志着外治法这一中医学分支学科的发展与成熟，其中，中药外敷占有很大比重，该书对外治的理、法、方、药阐释俱全，并提出了"外治之理，即内治之理"的重要论断，治疗范围涉及内科、外科、妇科、儿科、五官科、皮肤科等的疾病。外治法在近现代继续受到重视，尤其是中药外敷。本着继承与发展的原则，学者们以传统医学与现代科学相结合的方式，广泛开展了中药外敷的理论与临床研究，使其在临床上广泛发挥效用。

## 三、作用

中药外敷通过药物的直接作用和间接作用达到防病、治病的目的。直接作用就是药物本身的作用——药物通过皮肤渗透和被吸收，进入体内，随血液的运行到达病所，发挥药理功效而防病治病。间接作用就是药物通过不断地刺激敷药部位的皮肤或穴位，来调节机体的神经、体液、组织、器官等的功能从而防病、治病。中药外敷的优点：药物直达病所，奏效迅速；廉便效验，易于推广；适应证广；可减缓药物毒性和不良反应；可弥补内治法疗效的不足。

## 四、药物配制方法

（1）调制的药物须干湿适中、厚薄均匀。根据药物作用决定敷药厚度，如消散药膏宜厚，创面生肌药膏宜薄，一般以 0.2～0.3 cm 为宜。敷药宽度以超出病变处 1～2 cm 为度，对皮肤有腐蚀的药物应限于病变部位以内使用。

（2）用水或醋调制的药物容易干燥，干燥时可取下敷料加水或醋湿润后再敷；亦可将药物刮下，加水或醋重新调制再敷。一般敷 2～3 天后更换 1 次；亦有敷数小时即取下，如哮喘膏。

（3）用饴糖调制的药物，夏天易发酵，可每日更换药物或加适量防腐剂。

## 五、工具

治疗盘或治疗碗内盛调制好的药物、油膏刀、棉垫或纱布块、棉纸、胶布、绷带。调制新鲜中草药应准备切刀、切板。调制中药末根据需要备好清水、茶水、醋、蜜、麻油、饴糖等赋形剂。

## 六、适应证

中药外敷适用范围广泛，包括内科、外科、妇科、儿科、五官科、皮肤科等的多种病症。

## 七、禁忌证

对外敷的药物过敏者禁用。

## 八、操作流程

### （一）操作准备

同本章"第六节　穴位贴敷"相关内容。

### （二）评估

同本章"第六节　穴位贴敷"相关内容。

### （三）告知

同本章"第六节　穴位贴敷"相关内容。

### （四）施术

同本章"第六节　穴位贴敷"相关内容。

### （五）注意事项

（1）敷药时嘱患者采取适当的体位。
（2）应对敷药部位进行消毒。
（3）敷药后应包扎固定好，以免药物流撒别处。
（4）妇女孕期禁用有堕胎及致畸作用的药物。
（5）小儿皮肤娇嫩，不宜使用刺激性强的药物，用药时间不宜过长，应加强护理，防止小儿将所敷药物抓脱。

（6）有过敏反应者及时对症处理。

（7）如局部出现水疱，应用消毒过的针刺破水疱，并外用消毒药物，防止皮肤继发感染。

（8）热敷时应把握好温度，以免烫伤皮肤。

（9）中药外敷虽然相对安全，但对一些特殊患者，如患有严重高血压、心脏病者，要密切注意其敷药后的反应，如有不适应及时中止治疗，并采取相应的处理措施。

（10）皮肤破损处禁用刺激性药物。

（11）外用药物严禁内服。

（12）有些病症不能单纯依靠中药外敷，应配合其他方法治疗，以免耽误病情。

（13）中药外敷为辅助疗法，应作为临床治疗的补充。

## 九、异常情况的处理与预防

（1）出现皮疹、瘙痒等过敏症状时应立即停止使用，严重者可配合外用抗过敏药膏并口服抗过敏药物。

（2）对于烫伤后皮肤局部出现水疱或溃烂，应避免抓挠，以保护创面；可做局部消毒处理，或涂烫伤软膏、红霉素软膏等。

# 第八节　中药热熨

## 一、概述

中药热熨是根据所患疾病，在辨证论治的基础上，选用药证相符的中药和适当的辅料经过加热后，装入布袋，趁热在体表或腧穴移动，借助药物的温热之力，将药性由表达里，通过皮毛腠理，循经运行，内达脏腑，从而疏通经络、温中散寒、畅通气机、镇痛消肿、调整脏腑阴阳，以达到治疗疾病目的的一种中药外治方法。

## 二、沿革

关于熨法的医学记载首见于《五十二病方》，其中多处论及熨法，如治疗牡痔时"燔小隋石，淬醯中，以熨"，可见此法由来已久。《黄帝内经》对熨法颇为重视，多处论及。《黄帝内经·素问》载："血气形志"篇即称"形苦志乐，病生于筋，治之以熨引。……形数惊恐，经络不通，病生于不仁，治之以按摩醪药。"东晋葛洪的《肘后备急方》中用熨法治疗失眠，"治卒连时不得眠方，暮以新布火炙以熨目，并蒸大豆，更番囊贮枕，枕冷复更易热，终夜常枕热豆，即立愈也"。宋代的《圣济总录》载"赤脉冲贯黑睛"，即治风热冲目所致赤脉胬肉，有"摩顶明目膏方"，此处的熨法不但使用了方药的提取物膏剂，且加入了"生铁熨斗"这样的辅助器具，为后世熨法的进一步发展提供了思路。元代罗天益的《卫生宝鉴·治风杂方》载治疗肢节疼痛用"羌活、独活、防风、细辛、肉桂、白术、良姜、麻黄、天麻、生川乌、葛根、吴茱萸、乳香、小椒、生全蝎、当归、生姜，上十七味为粗末，入乳香研匀，每抄药十钱，痛甚者十五钱，同细盐一升炒令极热，熟绢袋盛，熨烙痛处，不拘时，早晚顿用。药冷再炒一次，用毕甚妙，药不用"。明清时期，熨法在临床中的应用更为广泛，适应证不断扩大，并在用药及器械配合方面更为灵活。《本草纲目》中多处可见用药与器械结合的熨法治疗杂病的记载。如《本草纲目·土部第七卷·土之一·锻灶灰》曰："产后阴脱：铁炉中紫尘、羊脂，二味和匀，布裹炙热，熨推纳上。"此即以熨法与手法相结合，熨推治疗产后气虚下陷的子宫脱垂。清代著名外治医家吴尚先在《理瀹骈文》中多处论及熨法，认为熨法是由内经治法中的"摩之"发展而来，提出"炒熨即摩也""夫药熨本同乎饮汁，而膏摩何减于燔针"，完善和发展了熨法理论。其熨法应用不仅延续了前人的药物熨、药膏熨、药汤熨，亦有使用针砂、白矾、硇砂、粉霜制成的自发热的"玉抱肚"熨，治疗关格时的冷热之熨，用熨斗、瓦罐、铁镰等器械辅助的器物熨，以及配合膏药使用先贴后熨的熨法。

中华人民共和国成立以来，随着中医学的不断发展，中药热熨这一种传统的中医疗法不断充实发展，并与现代技术进行结合，展现出其特有的魅力。

## 三、工具

根据病情辨证准备药物及器具，包括保温容器、凡士林、棉签、纱布袋2个、大毛巾、纱布或纸巾，必要时备毛毯、温度计等。

## 四、药物选择

中药热熨药物制作时，需根据病情辨证对药物进行选择，常用的药物如下：
（1）针对外感风寒的有葱白、生姜、麻黄、桂枝、防风、柴胡、薄荷等。
（2）针对痹症的有伸筋草、透骨草、麻黄、细辛、红花、木瓜、威灵仙、细辛、防风、花椒、川芎、肉桂、鸡血藤、海风藤、羌活、独活、桂枝、桑枝、牛膝、川乌、草乌等。
（3）针对消化系统疾病的有黄芪、桂枝、干姜、生姜、附子、吴茱萸、法半夏、陈皮、青皮、白术、莱菔子、木香、香附、花椒、枳壳、枳实、延胡索、大黄、芒硝等。
（4）针对妇科疾病的有吴茱萸、延胡索、香附、艾叶、益母草、当归、川芎、生牡蛎、浙贝母、王不留行、郁金、芒硝。
（5）针对皮肤疾病的有蚕沙、防风、荆芥穗、蛇床子等。

## 五、药物选择的注意事项

（1）药物选择时，在辨证选药的基础之上，还应考虑所选药物的性状、质地，使制作成的药包的大小、厚度符合需求。药包过大或过小则不便于操作；药包过薄则不易保温，药包过厚则与局部贴合度差。这些都会影响疗效。通常来说，热熨药包的大小为 25 cm × 15 cm，厚度为 1.5～2.0 cm，部分有特殊需求的药包可根据热熨部位不同进行制作，如专门用于治疗乳腺增生的热熨药包就应略小，药包的主体药物应是草质茎叶类饮片，配合切片或打碎的块根类、花类及矿石贝壳类药物。

（2）药物应根据需要选择加热和进一步加工的方式。例如，治疗中焦病证的药物适宜选用拌炒加热的方式，取其味香走窜、透皮醒脾之效；治疗痹痛类病证适宜选用蒸热的方式，取其加热后可温润患处，有舒筋通络之效；鲜药需要用杵臼粗捣，不宜过碎，以免汁液丧失；厚片类药物可适当掰碎，部分大块和种子类的药物要打成粗末，以帮助有效成分的溶出；易挥发的药物可拌炒液体，如白酒、黄酒和醋，宜在加热即将结束时加入。

## 六、体位

根据患者病情，选取热熨部位。例如，外感类病症主要热熨颈部、背部，脾胃病症主要热熨上腹部、脐周和背部，肾膀胱病症主要热熨下腹部、腰骶部，妇科病症主要热熨脐部、下腹部，痹痛类病症主要热熨各关节及患处。

热敷时根据需要可采用坐位、俯卧位、仰卧位、侧卧位等体位，便于操作，同时也确保患者在热熨过程中的舒适。

## 七、药物加热方式

热熨药物的加热方式有炒热、蒸热、煎煮和微波加热。炒热时火不宜过大，并应随时观察，避免将药物炒焦。

## 八、适应证

中药热熨法广泛适用于外感、消化系统、泌尿生殖系统、骨伤、筋伤、皮肤、妇科病症，特别适用于：
（1）寒邪侵袭或虚寒证引起的局部发凉、疼痛拘挛，如四肢痹痛、腹痛、痛经等。
（2）风湿痹证引起的关节冷痛、酸胀、沉重、麻木等。
（3）跌打损伤等引起的局部瘀血、肿痛等。
（4）扭伤引起的腰背不适、行动不便等。
（5）脾胃虚寒所致的胃脘疼痛、腹冷泄泻、呕吐等。
（6）四肢关节体表的、方便外部热熨的增生、结块、肿胀、皮肤瘙痒等病症。

## 九、禁忌证

（1）局部皮肤有大面积创伤、溃疡、感染或有较严重的皮肤病者禁用。

(2) 孕妇腹部、腰骶部以及某些可促进子宫收缩的穴位，如合谷、三阴交等，应禁止中药热熨；麝香等药物孕妇禁用；桃仁、水蛭、虻虫、冰片等药物孕妇慎用。

(3) 高热、神昏、谵语、精神分裂症患者禁用。

(4) 患出血性疾病，如血小板减少性紫癜、过敏性血小板减少性紫癜、月经过多、崩漏等者，不宜用。

(5) 艾滋病、结核病或其他传染病者慎用。

(6) 肢体感觉障碍（如严重糖尿病）者慎用，确需使用应严格按照操作技术规程进行，以免烫伤。

(7) 颜面五官部位慎用，确需使用则温度不宜过高，时间不宜过长。

### 十、操作流程

#### （一）操作前准备

(1) 护士准备：①双人核对医嘱。②仪表端庄，着装整洁；洗手，戴口罩。

(2) 患者准备：协助排空二便，取适宜体位，注意保护患者隐私。

(3) 物品准备：根据病情选取热熨药物、保温容器、凡士林、棉签、纱布袋2个、大毛巾、纱布或纸巾，必要时备屏风、毛毯、温度计等。

(4) 环境准备：环境安静、整洁，温度适宜，用火安全，光线充足。

#### （二）评估

评估患者的主要症状、既往史、药物及敷料过敏史，女性是否经期及有无妊娠，以及施术部位皮肤情况。

#### （三）告知

告知患者施术部位局部温度过高或出现红肿、丘疹、瘙痒、水疱等情况，应及时告知。

#### （四）施术

(1) 将药物加热至60～70℃，装入2个纱布袋中，放在保温容器里备用。

(2) 携用物至患者床边，充分暴露施术皮肤。

(3) 先用棉签在药熨部位涂一层凡士林，将药袋放到施术部位来回推熨，以患者能耐受为宜，力量要均匀。开始时用力要轻，速度可稍快；随着药袋温度的降低，力量可增大，同时速度减慢。药袋温度过低时，应及时更换药袋或加热药袋。

(4) 热熨过程中注意观察局部皮肤的颜色情况，及时询问患者对温度的感受。

#### （五）注意事项

(1) 孕妇腹部及腰骶部、大血管处、皮肤破损及炎症、局部感觉障碍处忌用中药热熨。

（2）操作过程中应保持药袋温度适宜，一般保持在50～60℃，不宜超过70℃，年老、婴幼儿及感觉障碍者，药袋温度不宜超过50℃，药袋温度过低时应及时更换或加热。

（3）操作过程中应随时询问患者对温度的感受，观察其皮肤颜色变化，出现水疱或烫伤应立即停止操作，并给予适当处理。

（4）药熨包应准备2个及以上，以便热熨时轮流交替使用，使热熨能连续进行。

（5）热熨初始时热熨包温度较高，热熨手法应轻、快，热熨包温度降低后手法应重、慢。

（6）热熨的面积不可过大，应随着季节、室温而定，一般不超过全身面积的1/3，以免体表水分蒸发过度造成脱水，老人、幼儿及病在颈、胸等部位的患者应特别注意。

（7）热熨过程中应密切观察患者情况，若患者在热熨过程中出现头晕、头痛、恶心、心悸等不适，应立即停止治疗，使患者平卧休息；使用生姜、葱白等鲜药要密切观察皮肤情况，一旦出现皮肤过敏现象应及时中止治疗。

（8）热熨时应注意室内温度，宜保持在20～25℃，热熨后腠理疏松开泄，应注意避风保暖，以防风寒邪气内侵；热熨结束后，嘱患者暂时不离开室内，待汗消失、腠理闭合后再离开。

（9）热熨药袋可反复使用2～5次，使用后宜及时晾干，潮湿地区可将药袋放凉后装入塑料袋，置冰箱保存，以防霉变。

# 第九节　中药熏洗

## 一、概述

中药熏洗是以中医药基本理论为指导，利用中草药煮沸后产生的蒸汽熏蒸身体，再用药液淋洗、浸浴全身或局部患处，以达到治疗疾病或养生保健目的的一种中医透皮外治方法。

中药熏洗通过药物蒸汽作用于患部使皮肤毛孔开放、微血管扩张、药物的有效成分渗透入皮肤达到肌肉的深部，或通过毛细血管吸收循环至全身，以活血通络、温经散寒，从而达到缓解病痛、治疗疾病的目的。

中药熏洗具有简便易学、作用迅速、使用安全、毒副作用较少的特点，易为患者接受，近年来，结合现代科学技术，经过改进和发展，在内科、外科、妇科、儿科、皮肤科、五官科等的疾病的治疗以及预防疾病、强身健体、美容、美发等方面显示出了其特色。

## 二、沿革

作为中医外治法之一的中药熏洗，与其他外治方法一样有着悠久的历史。其起源可以追溯到远古时期，人们在狩猎生活中常会发生外感、外伤等疾病，在生活实践中逐步体会到使用温热的石块或砂土局部加温能消除某些不适感，用草、树叶等点燃熏烤某一部位能消除某些疼痛，于是产生了热熨、熏、洗等外治方法。

早在殷商时期中的甲骨文中就有"紫""燎"等记载。周代已有佩戴香囊、沐浴兰汤的习俗。《周礼》有以"莽草熏之""焚牡菊以灰洒之"等利用香药防治害虫的记录。《礼记·内则》记载："男女未冠笄者……皆佩容臭。"

我国现存最早的地理志《山海经》中记载黄藿"浴之已疥"，又载："浮山有草焉，名曰薰草，麻叶而方茎，赤华而黑实，臭如蘼芜，佩之可以已疠。"《礼记·曲礼》中有"头有疮则沐，身有疡则浴"的论述。长沙马王堆汉墓出土了一些珍贵的香囊实物，其中一号汉墓就出土了4件较为完整的香囊。现存最早的医学著作《五十二病方》记载了熏洗法和洗浴法，并载有8首熏浴方。书中对治疗的疾病、使用的熏洗方法及使用的器具均有记载。其治疗的疾病有痔瘘、烧伤、癫痫、蛇伤等。其熏洗方法有热气直接熏、埋席下熏、置于容器中熏洗、药物烧烟熏、地上挖洞燔药坐熏等多种方法。在使用器具方面，记载：小腿外伤，先煮药汤于容器中，汤内放置可滚动的木踏脚，熏洗时可滚动、滑动木踏脚，容器可随时加温。再如："婴儿病痫方，取雷丸三颗，治，以猪煎膏和之。小儿以水半斗，大者以水一斗，三分和，取一分置水中，挠，以浴之。浴之道，头上始，下尽身，四肢勿濡，三日一浴，三日已。已浴，辄弃其水溷中。痫者身热而数惊，颈脊强而腹大，痫多大，以此药皆已。"

中药熏洗奠基于周秦时代，发展于汉唐，充实于宋明，成熟于明清。近20年来，对熏洗疗法的研究也有了突飞猛进的发展，众多学者从理论和科研的角度对熏洗疗法进行探讨、研究，出版相关专著数十部，发表相关医学文章3900余篇。在治疗器械改进和制剂改革方面已经有了一定程度的发展。但众多的文章还停留在挖掘、总结治疗经验上，在理论及机制研究上还缺乏广度和深度。随着科学技术的日益发展，寻求不同的给药途径，寻求自然疗法的需求日益迫切，也给熏洗疗法的研究带来了更广阔的空间。随着研究工作的深入和现代科学技术的应用，熏洗疗法的防病治病效果将进一步提高，也将为人类健康做出更大的贡献。

## 三、工具

根据熏洗部位选择相应的熏洗工具。

（1）陶瓷（铁）盆、桶，香炉：熏洗局部时使用。

（2）浴盆：大小浴盆若干。大浴盆用于全身熏洗，小浴盆用于肢体熏洗（或使用熏洗专用设备）。

（3）木桶：大小木桶若干。大木桶用于全身熏洗，小木桶用于肢体熏洗。

（4）坐浴盆及带圆孔椅子：下阴及肛门熏洗坐浴时使用。

（5）面盆：普通搪瓷盆或不锈钢盆，用于头面、四肢、手足熏洗，也可用于坐浴熏洗。

（6）小喷壶：淋洗患处时使用。

(7）洗眼杯：眼部疾患熏洗时使用。

(8）煎煮及取暖设备：火炉、砂锅等，用于煎煮药液；电热器或空调，用于室内取暖。

(9）木凳或桌子：放置肢体或熏洗容器。

(10）毛巾、毛毯：用于熏洗蘸药、擦洗以及熏洗后肢体保暖。

(11）消毒换药器具：消毒棉球、纱布、酒精、安尔碘、84消毒液、换药碗、常用的膏药、抗菌药，用于熏洗后换药及相应器械的消毒。

## 四、常见分类

### （一）全身熏洗法

按病证配置处方，将煎好的药汤趁热倒入大木桶或大水缸内，再兑入适量热水，桶内放一小木凳，高出水面10 cm左右，患者坐在小木凳上，用大毛巾将身体覆盖（仅头部露在外面），勿使热气外泄，用药液蒸汽熏蒸5～10分钟。待药液温度降到40 ℃左右时取出小木凳，患者再浸于药汤内沐浴，以出汗为度。熏洗时间及次数视病情而定，一般每次为20～40分钟，不超过1小时，每日1～2次。熏洗完毕后，擦干全身，用浴巾覆盖身体，卧床休息，如能稍睡片刻更好，待汗出消退后再穿衣服。全身熏洗法主要用于全身性皮肤病等疾患。高血压、心脏病重症患者慎用。若出现头晕、胸闷、呼吸困难等情况应立即停用。

### （二）局部熏洗法

局部熏洗法是用药物煎汤，依患病部位不同，选择先熏后洗头面、手足、四肢、足跟等身体局部，以治疗局部疾病的方法。

(1）头面熏洗法。患者取坐位，在患者身前放一稍高的木凳，将面盆放在木凳上，把煎煮好的药物去渣，药液倒入面盆中，让患者俯首与面盆保持一定距离，进行头面部熏蒸。待药液温度降到40 ℃左右时，将头部或面部浸泡在药液中（注意调整呼吸），进行洗头、洗面。此法主要用于头面部疾病的治疗和护发、美容等，面部急性炎症渗出、有明显的皮肤病者应慎用此法。

(2）目浴法。患者取坐位，将洗眼杯放在患者面前的桌子上，将药物煎汤滤渣后倒入洗眼杯内，让患者先俯首，眼睛正对杯口进行熏蒸，待药液温度降到40 ℃左右时，即用消毒纱布或棉球蘸药液清洗患眼，每次20～30分钟，每日2～3次。此法是利用药液的温热促进患部气血通畅，加强药物的局部吸收，从而达到疏通经络、消肿、收泪止痒等目的。眼部有新鲜出血或有恶疮者忌用本法。

(3）手足四肢熏洗法。患者熏洗上肢时取站立位或坐位，正对熏洗盆，外罩大毛巾；患者熏洗下肢时取坐位，以坐矮凳为佳，将煎煮好的药液去渣后，倒入熏洗盆内，将肢体横放在盆上方，距离液面10 cm左右，用蒸汽熏，外罩大毛巾，待药液温度降到50 ℃左右时，将肢体放入药液中浸洗。每次15～30分钟，每日2～3次。该方法是临床经常使用的治病、护肤的方法。

（4）坐浴法。该法是下体熏洗的一种方法。患者取坐位，取一中间开圆孔的椅子，将盆放于椅面下方，将药物煎汤去渣，趁热倒入盆内，患者暴露臀部及下阴坐在椅子上，进行熏蒸。待药液温度降到 40 ℃左右时，取出熏洗盆，将臀部浸入盆中浸洗。此法主要用于肛门及会阴部疾病的治疗。

### 五、适应证

中药熏洗广泛应用于内科、外科、妇科、儿科、皮肤科等的数百种疾病或其某一发展阶段的治疗，亦可运用于美容美发及预防保健。

（1）内科疾病：失眠、上呼吸道感染、急慢性支气管炎、支气管哮喘、头痛、胃炎、肠炎、高血压、尿道感染、痹证、阳痿等。

（2）外科疾病：乳腺炎、痔疮、肛门脓肿、肛门瘙痒、睾丸炎、丹毒、跌打损伤等。

（3）骨科疾病：类风湿、周围血管病、软组织损伤、骨折恢复期等。

（4）周围血管疾病：脉管炎、糖尿病肢体血管病变等。

（5）皮肤科疾病：荨麻疹、各类皮炎、冻疮、脓疱疮、湿疹、毛囊炎、各种疣、干燥综合征等。

（6）妇科疾病：阴道炎、子宫脱垂、外阴溃疡、外阴瘙痒、崩漏、带下、宫颈炎等。

（7）儿科疾病：新生儿黄疸、新生儿硬肿症、小儿麻疹、小儿腹泻、小儿疝气、小儿水痘等。

（8）眼科疾病：急性结膜炎、麦粒肿（睑腺炎）等。

（9）其他疾病：预防保健、护肤、美发等。

### 六、禁忌证

（1）危重外科疾病、严重化脓感染疾病、需要进行抢救者，忌用熏洗。

（2）急性传染病、严重心脏病、高血压等，忌用全身熏洗；慢性肢体动脉闭塞性疾病、严重肢体缺血、肢体干性坏疽者，禁止使用中高温（>38 ℃）熏洗。

（3）妇女妊娠和月经期间，均不宜进行熏洗。

（4）有过敏性哮喘病史的患者禁用香料熏洗。

### 七、操作流程

#### （一）操作前准备

（1）护士准备：①双人核对医嘱。②仪表端庄，着装整洁；洗手，戴口罩。

（2）患者准备：协助排空二便，取适宜体位，注意保护患者隐私。

（3）物品准备：根据熏洗部位准备相应的用物，如药液、大毛巾或浴巾、木桶、水温计等，必要时备屏风、支架及其他专科用具。

（4）环境准备：环境安静、整洁，温度适宜，用火安全，光线充足。

## （二）评估

评估熏洗的部位，有无药物过敏史，女性的胎、产、经、带情况，以及体质、局部皮肤情况、心理状态。

## （三）告知

告知患者饭前、饭后30分钟不宜熏洗。施术过程中若出现不适及时告知。全身熏洗前适量饮水可防止出汗过多而虚脱。

## （四）施术

（1）协助患者取舒适体位，施术部位清洁皮肤。

（2）将合适温度的药液倒入容器内，对准熏蒸部位。熏蒸温度一般以50~70℃为宜；浸泡时温度一般控制在38~41℃。

（3）随时观察患者病情及局部皮肤变化情况，询问其感受并及时调整药液温度。

（4）熏洗结束后观察并清洁、擦干皮肤，协助患者着衣、取舒适体位休息。患者饮一杯温开水，注意保暖，避免直接吹风。

（5）清理用物。

## （五）注意事项

（1）熏蒸温度一般以50~70℃为宜；浸泡时，温度一般控制在38~41℃。进行全身熏洗治疗时，可于熏洗前嘱患者先饮一杯温开水；饭前、饭后30分钟内以及过度劳累后不宜进行全身熏洗治疗。熏洗时间不宜过长，以半小时为宜，不超过1小时。若患者在熏洗过程中感到头晕等不适时，应立即停止熏洗，卧床休息，并饮温开水。

（2）针灸后半小时内禁用中药熏洗。

（3）中药熏洗系暴露疗法，室内要注意保温，同时要保持一定的空气流通，冬季要注意保暖，夏季要避免风吹。熏洗后皮肤血管扩张，血液循环旺盛，全身温热出汗，因此，熏洗后应注意擦干药液和汗液，穿好衣服并稍加休息后再外出，以免感受风寒。

（4）熏洗治疗过程中，患处距离液面距离要适当，以能耐受为度。熏洗时药液的温度要适宜，以38~41℃为佳；浸洗手足时温度可为50℃左右。药液太热会烫伤皮肤；药液太凉会使肢体受凉影响疗效，如果感觉药液稍凉，可加热后再用。

（5）药物配制应严格按照方剂和制法进行，以便充分发挥药效。药物可连续煎煮使用2~3次，夏季应当日煎药当日使用，汤药不可过夜，以免发霉变质而影响治疗效果，甚至发生不良反应。若有痈、疮、皮肤溃疡、皮肤破损、化脓性疾病，药液不能重复使用。

（6）治疗前应询问患者药物过敏史，凡有过敏史者不得使用致敏药物。若治疗无效或出现过敏者，应立即停止熏洗或更换其他方剂。

（7）凡老人、儿童、病情较重者，熏洗时应有专人陪护，避免烫伤、着凉，或其他意外发生。

（8）根据熏洗部位选择熏洗的水量，水量要足够，如熏洗足部的水最好到小腿的中上部。熏洗时以微微出汗为宜，并且时间不宜过长，尤其对身体虚弱的患者。

（9）糖尿病患者在家进行熏洗足部时，应严格控制水温及浸泡时间，通常水温为37 ℃，浸泡时间20~30分钟。若因浸泡时间过长、水温过高导致局部皮肤烫伤，出现水疱或破损，应立即停止熏洗治疗，并进行局部消毒处理。

（10）严格执行"一人一器"，做好器械消毒，避免交叉感染；熏洗后用物一定要及时清洗、消毒，保持清洁。

### 八、异常情况的处理与预防

（1）出现皮疹、瘙痒等过敏症状时应立即停止使用，严重者可配合外用抗过敏药膏并口服抗过敏药物。

（2）若烫伤后皮肤局部出现水疱或溃烂，应避免抓挠，以保护创面；可做局部消毒处理，或涂烫伤软膏、红霉素软膏等。

## 第十节　中药外涂

### 一、概述

中药外涂是将药物按照一定的配伍混合制成洗剂或酊剂、油剂、软膏等剂型涂擦于患处，以起到祛风除湿、解毒消肿、止痒镇痛、活血化瘀等作用的一种中医外治法。

### 二、沿革

本法在许多中医古籍中都有记载。清代吴尚先的《理瀹骈文》中就有涂搽方药近200首。本法除用于治疗外科、皮肤科、五官科等的许多局部病变外，还用于治疗内、妇、儿等科的病证。操作方法：依据病情选择药物，然后把药物研成细末，因患病部位及皮损不同，可把药末与水、酒精、植物油、动物油或矿物油调成洗剂、酊剂、油剂、软膏等不同剂型，外涂患处。

### 三、操作方法

依据病情选择药物，将药物研成细末，因患病部位及皮损不同，可将药末与水、酒精、植物油、动物油或矿物油调成洗剂、酊剂、油剂、软膏等不同剂型，外涂患处。

## 四、适应证

（1）软组织损伤早期。
（2）四肢骨折早期。
（3）颈腰椎术后卧床期间。
（4）预防压疮及一度压疮。
（5）骨折术后肢体肿胀。
（6）疮疡、痈疽、疖肿、水火烫伤、皮肤病等。

## 五、禁忌证

婴幼儿颜面部禁用。

## 六、操作流程

### （一）操作前准备

（1）护士准备：①双人核对医嘱。②仪表端庄，着装整洁；洗手，戴口罩。
（2）患者准备：协助排空二便，取适宜体位，注意保护患者隐私。
（3）物品准备：治疗盘、遵医嘱配制的药物、弯盘、棉签、镊子、盐水棉球、干棉球、纱布、胶布、绷带、橡胶单、中单等。
（4）环境准备：环境安静、整洁，温度适宜，用火安全，光线充足。

### （二）评估

评估患者主要症状、临床表现、既往史及药物过敏史、体质、涂药部位的皮肤情况、对疼痛的耐受程度及其心理状况。

### （三）告知

（1）嘱患者涂药后若出现痛、痒、胀等不适情况，勿擅自触碰或抓挠局部皮肤，并及时告知。
（2）涂药后可能出现药物颜色、油渍等污染衣服现象；深色药物可致皮肤着色，数日后可自行消退。

### （四）施术

（1）清洁皮肤，将配制的药物用棉签均匀地涂于患处。涂布面积较大时，可用镊子夹棉球蘸药物涂布，蘸药干湿度适宜，涂药厚薄均匀。
（2）必要时用纱布覆盖，胶布固定。
（3）涂药完毕，协助患者着衣、取舒适体位休息，整理床单位。

### (五) 注意事项

（1）涂药前需清洁局部皮肤，皮肤破伤处不宜涂搽，皮肤过敏者停用。

（2）涂药次数依病情、药物而定，水剂、酊剂用后须将瓶盖盖紧，防止挥发。

（3）混悬液先摇匀后再涂药。

（4）霜剂则应用手掌或手指反复擦抹，使之渗入肌肤。

（5）涂药不宜过厚、过多，以防毛孔闭塞。

（6）刺激性较强的药物不可涂于面部。婴幼儿忌用。

（7）涂药后应观察局部皮肤，如有丘疹、奇痒或局部肿胀等过敏现象时，应停止用药，并将药物拭净或清洗，遵医嘱内服或外用抗过敏药物。

（8）禁止内服。

（9）酒精过敏者禁用。

# 参考文献

［1］陈日新，熊俊，谢丁一. 热敏灸疗法［M］. 北京：人民卫生出版社，2014.

［2］陈珍珍，刘伟承. 刘伟承火龙罐综合疗法治疗月经过少验案举隅［J］. 中国民族民间医药，2019，28（7）：63-64.

［3］程振中. 图解拔罐一本通［M］. 天津：天津科学技术出版社，2014.

［4］段亚平，张培琴. 中医护理学基础［M］. 贵阳：贵州科技出版社，2013.

［5］高春秋，冯麟，崔瑾，等. 铺棉灸治疗带状疱疹的文献分析［J］. 中国民间疗法，2020，28（3）：107-109.

［6］郭义. 中医刺络放血疗法［M］. 北京：中国中医药出版社，2013.

［7］郭长青，杜宁宇，赵莉. 速学中医拔罐疗法［M］. 北京：人民军医出版社，2015.

［8］国家卫生和计划生育委员会妇幼健康服务司，国家中医药管理局医政司. 妇科中医医疗技术及中成药用药指导［M］. 北京：中国中医药出版社，2015.

［9］何天有. 何氏铺灸治百病：灸法的重大突破［M］. 北京：中国中医药出版社，2013.

［10］侯玉铎. 腕踝针［M］. 北京：科学出版社，2014.

［11］冀来喜. 针灸适宜病种优势技术组合治疗［M］. 北京：人民卫生出版社，2018.

［12］京城岐黄国医馆. 刮痧·拔罐特效疗法［M］. 呼和浩特：内蒙古人民出版社，2010.

［13］李雪薇，左甲，黄卫玲，等. 铺棉灸操作规范及在皮肤病中的应用［J］. 中国针灸，2010，30（3）：218-220.

［14］李志道，李平. 腧穴明理与实践心得［M］. 北京：人民卫生出版社，2018.

［15］李琳，穆腊梅. 刮痧疗法［M］. 北京：中国中医药出版社，1994.

［16］刘磊，荣莉，伦新. 穴位贴敷疗法［M］. 北京：中国医药科技出版社，2012.

［17］刘密. 艾灸疗法［M］. 北京：中国医药科技出版社，2012.

［18］刘一儒. 针刺拔罐发泡疗法［M］. 2版. 北京：人民卫生出版社，2009.

［19］刘凤选，梅御寒，刘芝修. 耳部全息铜砭刮痧方法的临床应用［J］. 中国护理管理，2019，19（10）：1445-1448.

［20］刘阳阳. 图解水针疗法［M］. 北京：中国医药科技出版社，2018.

[21] 吕琳，曾振东．壮医常用诊疗技术操作规范［M］．北京：北京大学出版社，2017．

[22] 孟向文．图解拔罐疗法［M］．北京：中国医药科技出版社，2018．

[23] 钱进丽，王翔，郝书婕，等．耳部全息铜砭刮痧联合心理干预对老年慢性便秘患者生活质量的影响［J］．湖南中医杂志，2022，38（4）：94-97．

[24] 睢明河．零起点耳穴使用教程：贴耳豆［M］．北京：中国中医药出版社，2015．

[25] 孙相如，何清湖，陈小平，等．先秦、两汉时期象数思维的文化渊源及其对藏象理论的影响［J］．中医杂志，2016，57（23）：1981-1984．

[26] 沈喆．火龙罐温通疗法临床应用举隅［J］．养生保健指南，2021（24）：133．

[27] 王富春．灸法医鉴［M］．北京：科学技术文献出版社，2009．

[28] 王继红，龚利．推拿学［M］．2版．上海：上海科学技术出版社，2019．

[29] 王麟鹏，黄毅，刘明军．社区中医适宜技术［M］．北京：人民卫生出版社，2018．

[30] 王耀献．常见慢性病中医防治手册：高血压、糖尿病、脑血管病防治中医适宜技术（医师版）［M］．北京：人民卫生出版社，2014．

[31] 王玲玲．麦粒灸传薪集［M］．北京：人民卫生出版社，2012．

[32] 王琦．取象运数的象数观［J］．中华中医药杂志，2012，27（2）：410-411．

[33] 毋桂花．穴位注射［M］．北京：科学出版社，2014．

[34] 武娟．艾绒的鉴定、质量分析及蕲艾绒分级标准研究［D］．武汉：中南民族大学，2020．

[35] 吴秀花，陈杰东，陈小玲．耳部全息铜砭刮痧联合耳穴埋豆对慢性失眠症的疗效观察［J］．中医外治杂志，2022，31（5）：65-67．

[36] 冼绍祥，林国华．常见心脑血管疾病中医外治法［M］．广州：广东科技出版社，2019．

[37] 谢文英．名医中药外敷治百病［M］．北京：科学技术文献出版社，2017．

[38] 向阳，向云飞．刮痧治百病［M］．北京：化学工业出版社，2016．

[39] 徐鸣曙，陈春艳，施茵，等．循经刮痧疗法［M］．北京：中国中医药出版社，2016．

[40] 杨俊刚．火疗［M］．北京：科学出版社，2014．

[41] 杨舟，何亚敏．刮痧疗法［M］．北京：中国医药科技出版社，2012．

[42] 余佳，侯欢，张阳．耳部全息铜砭刮痧联合子午流注耳穴压豆对睡眠障碍的干预效果及睡眠质量指数的影响［J］．四川中医，2022，40（8）：206-208．

[43] 岳增辉，李铁浪．耳针疗法［M］．北京：中国医药科技出版社，2012．

[44] 张素秋，石福霞．中医护理技术操作实训［M］．北京：人民军医出版社，2011．

［45］张永臣，贾红玲. 实用针灸刺血疗法便览［M］. 北京：人民卫生出版社，2014.

［46］张树峰，杨建宇. 中医治未病学教程［M］. 北京：人民卫生出版社，2018.

［47］张琳. 图解常见病中药外治疗法［M］. 北京：化学工业出版社，2017.

［48］张秀勤. 张秀勤刮痧精典［M］. 南京：江苏科学技术出版社，2013.

［49］庄礼兴. 广东省名中医庄礼兴针灸临证经验与传承［M］. 广州：广东科技出版社，2019.

［50］庄礼兴. 社区中医适宜技术［M］. 广州：广东科技出版社，2018.

［51］赵时碧. 中国雷火灸疗法［M］. 上海：上海远东出版社，2008.

［52］曾满萍，刘晓辉，彭丽华，等. 耳穴贴压联合耳部铜砭刮痧治疗失眠症的疗效观察［J］. 上海针灸杂志，2022，41（4）：359-365.

［53］朱英，陈日兰. 壮医点灸疗法［M］. 北京：中国医药科技出版社，2012.